DES LÉSIONS OCULAIRES

DANS LE

GOITRE EXOPHTHALMIQUE

PAR

L.-M.-A. PÉDRONO

Docteur en médecine de la Faculté de Paris,
Ancien interne des hôpitaux de Nantes,
Lauréat de l'école de médecine de la même ville,
Ex-aide de clinique ophthalmologique,
Ex-aide d'anatomie à la même école,
Membre de la Société anatomo-pathologique de la Loire-Inférieure.

PARIS

A. PARENT, IMPRIMEUR DE LA FACULTÉ DE MÉDECINE

A. DAVY, successeur

52, RUE MADAME ET RUE MONSIEUR-LE-PRINCE, 14

1885

DES LÉSIONS OCULAIRES

DANS LE

GOITRE EXOPHTHALMIQUE

PAR

L.-M.-A. PÉDRONO

Docteur en médecine de la Faculté de Paris,
Ancien interne des hôpitaux de Nantes,
Lauréat de l'école de médecine de la même ville,
Ex-aide de clinique ophthalmologique,
Ex-aide d'anatomie à la même école,
Membre de la Société anatomo-pathologique de la Loire-Inférieure.

PARIS

A. PARENT, IMPRIMEUR DE LA FACULTÉ DE MÉDECINE

A. DAVY, successeur

52, RUE MADAME ET RUE MONSIEUR-LE-PRINCE, 14

1885

A LA MEMOIRE DE MON PÈRE

A MA MÈRE

A MES PARENTS

A MES AMIS

A MON PRÉSIDENT DE THÈSE

MONSIEUR LE PROFESSEUR GUYON

Membre de l'Académie de médecine,
Chirurgien des hôpitaux,
Chevalier de la Légion d'honneur.

A MONSIEUR LE DOCTEUR DIANOUX

Professeur à l'école de plein exercice de médecine et de pharmacie
de Nantes.

Hommage de reconnaissance.

A MES PREMIERS MAITRES

MÉDECINS ET CHIRURGIENS DES HOPITAUX DE NANTES
ET PROFESSEURS A L'ÉCOLE DE MÉDECINE.

DES LÉSIONS OCULAIRES

DANS LE

GOITRE EXOPHTHALMIQUE

Ars tota in observationibus.

F. HOFFMANN.

———

INTRODUCTION.

Le premier soin qui nous incombe en commençant l'étude des lésions oculaires dans le goitre exophthalmique est, cela semble peut-être bizarre, d'établir tout d'abord qu'il existe réellement des troubles visuels dans cette affection ; si l'existence de ces lésions n'a pas été niée catégoriquement, c'est du moins la conclusion qui ressort des différentes publications faites sur ce sujet. Ces publications, d'ailleurs, sont bien peu nombreuses dans la littérature médicale et dans les cas publiés, ou bien on décrit tout au long la symptomatologie de la maladie de Graves, ou bien on s'attache à étudier un point spécial de l'affection, un symptôme non remarqué ; mais nulle part nous ne trouvons d'étude complète des troubles oculaires. On décrit certains accidents, tels que les ulcérations de la cornée suivies de fonte purulente du globe oculaire, les paralysies musculaires, mais on ne fait point mention des fonctions visuelles, ou, si l'attention de l'observateur a été attirée de ce côté, il parle des faits observés d'une façon tellement vague, qu'il est impossible de tirer une conclusion.

Bien plus, ces troubles visuels eux-mêmes ont été niés et, dans son étude sur le goitre exophthalmique publiée dans les *Archives d'Ophthalmologie*, M. le professeur Panas écrit les lignes suivantes : « Dans l'affection qui nous occupe, à part un fait unique de Von Græfe, où il a constaté la parésie de l'accommodation, et un autre de Praël, où il est question de myopie, les troubles visuels et ceux de réfraction sont nuls ou à peu près. »

Nous ne partageons point cette opinion.

Nous avons l'honneur d'être depuis trois années le chef de clinique de M. le professeur Dianoux, et, pendant ce temps, il nous a été donné d'observer avec notre maître un nombre relativement considérable de cas de goitre exophthalmique. Dans presque tous ces cas, sinon dans tous, nous avons noté des troubles oculaires ; et chacun d'eux a présenté des troubles spéciaux, de telle sorte que nous croyons avoir été assez heureux pour observer dans toutes leurs variétés les lésions oculaires qui se présentent dans la maladie de Graves.

En donnant à notre thèse inaugurale ce titre : « Des
Lésions oculaires dans le goitre exophthalmique », nous
nous sommes tout d'abord demandé quelles limites nous
donnerions à notre travail. Et, en effet, toutes ou du
moins presque toutes les affections oculaires ont été
vues dans le goitre exophthalmique. S'ensuit-il de là
que la maladie de Graves puisse déterminer toutes les
maladies de l'organe visuel ? Non, sans doute ; car il est
évident pour tout le monde que, parmi ces affections,
les unes sont directement sous la dépendance de la
maladie générale, cette triade morbide désignée sous le
nom de goitre exophthalmique, les autres sont purement concomitantes et ont leur étiologie spéciale. On
objectera qu'il est difficile bien souvent de spécifier si
telle lésion bien déterminée se présentant dans telle
maladie la reconnaît pour cause ou est simplement
une coïncidence. Nous répondons que si, dans quatorze
cas d'une maladie, nous constatons dix ou onze fois la
présence de telle lésion bien déterminée, nous pouvons
nous permettre de conclure, jusqu'à production d'une
statistique plus étendue, que cette lésion appartient bien
légitimement à cette maladie. C'est une loi incontes-
table et, croyons-nous, incontestée et, c'est en nous
basant sur cette loi que nous avons fixé les bornes de
notre travail.

Un autre argument peut encore venir à notre appui.
Tel fait anatomo-pathologique est constant dans cette
entité morbide désignée sous tel nom, en fait partie
intégrante ; de toutes les lésions observées dans cette
affection, toute une série peut être expliquée par ce fait

anatomique d'une façon simple et naturelle; il nous
semble que nous pouvons avec raison classer cette série de lésions dans la symptomatologie de cette maladie.

Dans le goitre exophthalmique nous trouvons précisément toute une série de lésions, qui présentent ces
deux caractères. Elles existaient dans plusieurs des cas
que nous avons observés et, selon nous, elles trouvent
une explication rationnelle et suffisante dans le seul fait
de l'exophthalmos et des troubles généraux qu'il détermine.

Nous ne prétendons pas affirmer que dans tous les
cas de goitre exophthalmique avec exophthalmos, il y
ait forcément des lésions oculaires. Non. Il existe des
cas absolument négatifs et nous n'avons observé que
quatorze malades. Il est évident que nous ne pouvons
nous servir d'un nombre d'exemples aussi médiocre
pour formuler une loi et il ne s'ensuit pas que si, dans
nos quatorze observations, le même fait existe dans dix
d'entre elles, nous puissions conclure à la généralité de
ce fait. Outre que l'on pourrait nous opposer la loi des
séries, on pourrait encore avec raison nous objecter que,
constatant un fait huit fois sur dix, nous n'avons nullement le droit de dire que ce fait doive exister quatre-
vingts fois sur cent ou huit cents fois sur mille. Quand
on croit cette induction permise, il est très facile de
présenter une statistique.

Ce n'est point là notre but. Nous avons vu quatorze
cas de maladie de Graves, et nous avons noté aussi soi-
gneusement que possible nos observations ; nous vous

lons tout simplement exposer les faits observés avec les relations que nous avons cru saisir entre eux et les conclusions que nous croyons pouvoir tirer de leur rapprochement. Comme le disait récemment au Congrès de Copenhague M. le professeur Dianoux, auquel nous devons tous nos remerciements, et pour les nombreuses leçons qu'il nous a prodiguées pendant trois années et pour les conseils qu'il nous a donnés à chaque instant dans l'exécution de ce travail, notre but en choisissant ce sujet a été précisément d'attirer l'attention sur un chapitre dont les premières pages sont à peine écrites et d'apporter quelques documents pour les travaux ultérieurs qui le compléteront.

HISTORIQUE.

Si nous voulons faire l'analyse des travaux publiés sur ce sujet, nous pouvons les résumer en quelques mots.

M. Luton, dans le Dictionnaire de médecine et de chirurgie pratiques, ne consacre que quelques lignes à la pathologie oculaire dans le goitre exophthalmique. Il cite l'épiphora, certaines sensations subjectives, les ulcérations de la cornée. D'après lui, « la faculté d'adaptation est habituellement conservée et l'acuité visuelle reste longtemps normale : cependant les malades présentent tantôt de la myopie, tantôt de la presbytie. » La pupille est le plus souvent contractée.

Dans les nombreuses observations que Trousseau a réunies dans sa clinique, les lésions oculaires sont décrites d'une façon trop vague pour que l'on puisse tirer quelque conclusion.

M. le professeur Panas donne dans les *Archives d'ophthalmologie* un court aperçu des troubles oculaires qui ont été notés dans les nombreuses publications faites sur la maladie de Graves ; mais il n'affirme rien sur l'état de la faculté d'adaptation et nie à peu près catégoriquement l'existence de modifications dans l'acuité visuelle et la réfraction. Cependant, dans l'observation qu'il publie, il note du strabisme externe de l'œil gauche, de la photophobie, des photopsies le soir, une diminution de l'acuité visuelle, une congestion papillaire d'un côté, une atrophie papillaire de l'autre et la production d'une

myopie de quatre dioptries, symptomatique de l'exophthalmie.

Dans le Dictionnaire encyclopédique des sciences médicales, M. Rendu expose parfaitement l'état actuel de la question, citant toutes les lésions observées et les commentant. Il note la mydriase, l'asthénopie accommodative, la gêne des mouvements oculaires allant jusqu'à la paralysie de certains muscles et au strabisme, la photophobie, l'hyperesthésie rétinienne. Mais, si parmi ces lésions plusieurs peuvent être attribuées directement au goitre exophthalmique, il en est qui relèvent certainement du domaine de l'hystérie, affection qui accompagne si fréquemment la maladie de Graves. Avec Trousseau, de Græfe, Corlieu, M. Rendu rapporte les troubles de réfraction et d'accommodation aux changements de rapports et aux changements de courbure des différents méridiens du globe oculaire. Pour lui, les lésions du fond de l'œil, quand elles existent, consistent simplement en une hyperhémie plus ou moins marquée suivant les variations de la circulation cervicale et céphalique. Au sujet des taches pigmentaires observées par Withuisen, il fait remarquer ce fait, que le goitre exophthalmique est fréquemment accompagné de troubles dans la pigmentation cutanée.

Telles sont les publications faites sur la maladie de Graves dans lesquelles on trouve une étude assez étendue des altérations de l'œil. En dehors de cela, nous ne trouvons que des observations où on décrit plus ou moins vaguement, mais jamais d'une façon précise, les lésions oculaires présentées par le malade.

DIVISION.

Pour nous, le fait même de l'exophthalmos constitue
à lui seul toute ou presque toute l'étiologie des lésions
oculaires de la maladie de Graves. Aussi nous partirons
de ce fait que nous ne chercherons point à expliquer.
Quelle théorie, d'ailleurs, faudrait-il admettre? La théorie mécanique ou la théorie fonctionnelle?

Dans la première, une production exagérée de tissu
graisseux dans l'orbite déterminerait la propulsion de
l'œil en avant, ou bien le goitre, comprimant les veines
sous-clavières, les jugulaires internes ou externes, produit du gonflement du cou et de la face, qui devient
violacée, et détermine de la gène dans la circulation
intra-crânienne. Les veines de l'orbite doivent alors devenir le siège d'une stase, d'où résultent nécessairement
l'œdème du tissu cellulaire intra-orbitaire et l'exophthalmos.

Dans la théorie fonctionnelle, on admet une excitation des fibres sympathiques se rendant au muscle de
Müller, ou une paralysie des fibres vaso-motrices ame-
nant la dilatation des vaisseaux de l'orbite, comme celle
des vaisseaux thyroïdiens.

Voilà quels sont les deux systèmes proposés pour l'explication de l'exophthalmos. On peut encore les combi-
ner et faire ainsi un système mixte. Mais il nous importe
peu que ce soit l'une ou l'autre de ces théories qui soit

la vraie, et nous ne chercherons nullement à faire prévaloir l'une aux dépens de l'autre. Elles ont chacune des partisans qui les défendent et des ennemis qui leur opposent des objections sérieuses, et nous n'avons, d'ailleurs, rien de nouveau à apprendre sur ce sujet.

L'exophthalmos détermine du côté de l'œil des changements de rapports qui occasionnent des lésions de nature purement mécanique. Cette action mécanique peut agir de deux façons sur le globe : indirectement ou directement.

Dans le premier cas, il influence l'œil par l'intermédiaire du nerf optique et des nerfs ciliaires, dont l'extrémité oculaire suit nécessairement le globe de plus en plus refoulé au dehors, pendant que l'extrémité orbitaire reste fixe. Il en résulte un étirement avec élongation progressive de ces nerfs, c'est-à-dire des modifications mécaniques de la substance nerveuse, qui se traduisent par un affaiblissement de l'innervation variant de la simple gêne à l'arrêt complet et définitif de l'influx nerveux. L'œil se trouve ainsi lésé dans ses fonctions et dans sa nutrition.

Dans le second cas, l'action mécanique est directe. Les changements de rapports du globe déterminent de la gêne dans les contractions des muscles : d'où, de l'insuffisance des droits internes, de la diplopie, du strabisme. Le déplacement des points lacrymaux, l'exposition de la cornée à l'air occasionnent du larmoiement. Des modifications peuvent survenir dans la courbure des différents méridiens de l'œil et produire des troubles de réfraction.

Nous allons étudier tous ces chapitres spéciaux ; puis nous consacrerons quelques lignes aux lésions qui, suivant nous, ont été à tort, ou du moins sans raison suffisante, attribuées au goitre exophthalmique ; nous indiquerons le traitement suivi par nos malades et nous poserons enfin nos conclusions.

<table>
<tr><td>Chapitre I. — Troubles fonctionnels.</td><td>organes de mouvement
organes de vision.</td><td>Paralysie accommodative. Mydriase.
Amblyopie par lésion du nerf optique.</td></tr>
<tr><td>Chapitre II. — Troubles de nutrition.</td><td colspan="2">Kératite neuro-paralytique. Œdèmes papillaires et rétiniens. Névro-rétinite. Irido-choroïdite.</td></tr>
<tr><td>Chapitre III. — Troubles mécaniques.</td><td colspan="2">Epiphora. Insuffisance des droits internes. Diplopie. Strabisme. Vices de réfraction.</td></tr>
</table>

Chapitre IV. — Lésions diverses. Traitement. Conclusions.

Chapitre V. — Observations.

CHAPITRE PREMIER.

ARTICLE Iᵉʳ. — Organes de mouvement.

ACCOMMODATION.

Les symptômes observés du côté de l'accommodation dans le goitre exophthalmique sont tous des phénomènes de paralysie plus ou moins complète. Ces troubles sont signalés dans la plupart des observations; mais toutes les descriptions rappellent l'asthénopie accommodative, plutôt que la paralysie.

M. le professeur Charcot note l'impossibilité de travailler longtemps à la lumière d'une lampe; M. Ballet, la difficulté à coudre et la production de brouillards.

Dans l'observation I de la thèse de M. Daubresse, nous trouvons les lignes suivantes : « A certains moments, les objets ne sont pas perçus nettement et les lettres dansent; le malade se plaint d'avoir de légers brouillards devant les yeux. » M. Rendu s'exprime ainsi : « La plupart des malades ont une certaine peine à fixer les objets, surtout quand ces objets sont de petite dimension; ainsi, la plupart se fatiguent assez vite à lire les caractères fins, à travailler à la couture, à la broderie. Au bout de quelques instants, leur vue se brouille et, bien que momentanément elle n'ait rien perdu de sa netteté, l'acuité visuelle ne se soutient pas comme à l'état physiologique. »

Dans cette description nous trouvons réunis des troubles qui appartiennent, les uns à l'asthénopie, les autres à la paralysie. Pour nous, la difficulté de fixer un objet de petite dimension relève absolument du domaine de la paralysie. En effet, dans la fixation d'un caractère d'imprimerie, il faut, pour que l'image soit nette, que la rétine, si nous pouvons nous exprimer ainsi, soit exactement mise au point; or, cette mise au point ne s'obtient que par un effort d'accommodation, par une intervention active du muscle de Brücke. S'il y a asthénopie accommodative, l'image rétinienne sera d'abord nette, puis deviendra confuse, quand la fatigue musculaire se produira. S'il y a paralysie, il y aura impossibilité absolue d'obtenir une image nette dès le début de l'épreuve.

Il est évident que la paralysie n'est pas complète dès l'origine de la maladie de Graves. Il se produit tout d'abord une légère parésie du muscle ciliaire qui suivra ensuite une marche parallèle à celle de l'exophthalmos. Dès lors il y aura toute une période dans laquelle les malades éprouveront des troubles de la vue qui, sans relever de la même cause, rappelleront les troubles de l'asthénopie des amétropes et des hystériques.

Supposez qu'un malade, possédant normalement quatre dioptries d'accommodation, éprouve une diminution de deux dioptries dans son pouvoir d'adaptation, il négligera de s'en servir pour la vision au loin, qui deviendra dès lors relativement mauvaise, quoique suffisante; réservant instinctivement ce qui lui reste de puissance accommodative pour la vision de près, c'est-à-dire pour les circonstances où cette puissance lui est absolument nécessaire. Tel est le cas d'une de nos malades (obs. VIII), qui, avec une hypermétropie de 1,25 dioptrie, n'avait qu'une acuité visuelle de 2/7, qu'un simple verre correcteur de l'hypermétropie ramenait à l'unité. Pour la vision au loin, cette malade ne corrigeait pas son hypermétropie, et, cependant, elle possédait encore une partie de son pouvoir accommodateur; car, en ajoutant 1,75 dioptrie à 1,25 dioptrie, c'est-à-dire avec un verre de trois dioptries, la lecture était possible. Il nous semble que nous avons bien là un exemple de paralysie incomplète du muscle ciliaire.

M. Grancher cite un fait que nous intreprétons de la même façon. « La vision n'est pas nette; d'après le dire du malade, il y aurait comme un nuage, un brouillard interposé entre lui et les objets; pour lire, il est obligé de se servir de lunettes de presbyte, qui éclaircissent sensiblement sa vue.... Le 13 septembre, nous constatons une amélioration considérable. La vue est presque normale, le malade peut lire sans lunettes, et le brouillard qui s'étendait devant lui a presque disparu. »

Dans nos observations, nous trouvons trois autres cas dans lesquels il y a eu des phénomènes très nets de paralysie de l'accommodation.

Dans l'observation XI, la malade affirme catégoriquement sa vue était devenue très rapidement obscure et que la lecture elle-même était devenue impossible.

Quand nous avons vu cette malade, l'exophthalmos ayant beaucoup diminué, l'accommodation était redevenue normale et l'acuité visuelle était égale à l'unité.

Dans l'observation XII, l'acuité visuelle égale 2/3 seulement ; un faible verre convexe la ramène à l'unité et la lecture est très rapidement fatigante. Un mois après ce premier examen, diminution de l'exophthalmos, acuité visuelle égale à l'unité et accommodation normale.

Dans l'observation XIII, la malade, que nous n'avons point vue lors de la période floride de sa maladie, accuse tous les symptômes d'une paralysie accommodative qui a disparu ; car, au moment où nous l'avons examinée, l'acuité visuelle égale l'unité et la lecture du n° 2 de l'échelle de M. de Wecker est possible avec un verre corrigeant la presbytie.

Dans quelle proportion les troubles accommodatifs existent-ils dans le goitre exophthalmique? Il est assez difficile de le préciser. Ces troubles sont signalés dans la plupart des observations sous des traits plus ou moins reconnaissables. Dans les cas que nous avons observés, voici ce que nous avons constaté : Dans cinq cas, la faculté d'accommodation était normale au moment où nous avons vu nos malades ; quatre fois nous avons noté de la paralysie accommodative, et dans nos cinq dernières observations l'acuité visuelle était tombée à un degré tellement faible, que l'on ne pouvait rien conclure au point de vue du pouvoir d'adaptation de l'œil.

Par quel mécanisme se produit cette paralysie? L'exophthalmos nous explique très simplement ce phé-

nomène. La projection en avant du globe oculaire détermine une élongation lente et progressive des nerfs
ciliaires ; d'où affaiblissement de l'innervation pouvant
aller jusqu'à l'arrêt complet. Dès lors, l'état de l'accommodation doit suivre les variations de l'exophthalmos,
et c'est, en effet, ce que nous avons constaté chez les
malades qui ont présenté des phénomènes nets de parésie accommodative.

En résumé, dans le goitre exophthalmique, il existe
presque constamment des troubles accommodatifs qui
surviennent promptement et atteignent presque d'em-
blée un état par la suite à peu près stationnaire pendant
la durée de la maladie. En cet état, les malades se plai-
gnent, non pas de ne pouvoir supporter longtemps l'application, comme dans l'asthénopie classique, mais bien
d'être incapables de tout travail délicat. Ce n'est pas un
défaut de résistance, mais de l'impuissance. Nous avons
presque toujours noté que ces troubles naissaient avec
l'exophthalmos et en suivaient assez exactement les
phases, pouvant disparaître avec lui, pour reparaître
ensuite. Dans les cas extrêmes, l'amblyopie liée aux altérations du nerf optique les masque et les relègue au
second plan.

IRIS.

L'étude des troubles de l'accommodation nous amène
tout naturellement à considérer ce que devient la pupille,
dont les variations s'accordent si souvent avec les diffé-

rents états du muscle ciliaire. Quel est l'état de la pupille dans le goitre exophthalmique, ou, en d'autres
termes, quelle est l'action de la maladie de Graves sur
l'iris? Nous croyons que dans l'état actuel de nos connaissances, il est bien difficile d'exprimer une opinion
qui ne puisse être combattue.

D'ailleurs, bien des opinions ont été émises sur ce
sujet.

Quelques auteurs, peu nombreux, il est vrai, ont
publié des observations dans lesquelles la pupille était
contractée. Dans une publication faite sur la maladie
de Graves (in *the Ophthalmic Review*) en décembre 1883,
M. James Russel cite deux cas, dans lesquels les
pupilles étaient contractées d'une façon permanente et
n'étaient point modifiées par l'action de la lumière.
M. Rendu a vu « deux sujets qui, pendant les paroxysmes, avaient la conjonctive injectée, la face très vultueuse et chez lesquels le diamètre de la pupille était
manifestement rétréci, bien que la contraction pupillaire n'approchât pas de ce qu'elle est sous l'influence
de l'opium ou de l'ésérine. » Dans l'observation de
M. Grancher déjà citée, il y avait un rétrécissement des
pupilles plus accentué à gauche.

Les cas où la mydriase a été notée sont en bien plus
grand nombre. Trousseau, MM. Mac Naughton Jones,
Ballet, Daubresse ont publié des cas où il y avait dilatation pupillaire.

D'un autre côté, MM. Tillaux et Charcot citent des
faits dans lesquels la pupille n'était point modifiée, et
se contractait et se dilatait comme à l'état normal.

Dans le goitre exophthalmique l'examen de la pupille donne donc des résultats extrêmement variables, et, en présence de ces faits contradictoires, il est bien difficile et même complètement impossible de formuler une loi.

M. le professeur Panas dit que le rétrécissement de la pupille qui est un symptôme constant et le plus permanent de la paralysie du grand sympathique au cou, ne s'observe jamais dans la maladie de Basedow. De Græfe n'a observé la mydriase qu'une fois sur deux cents malades et pense que les individus qui, atteints de goitre exophthalmique, avaient de la dilatation pupillaire, étaient en même temps affectés de myopie.

D'après M. Rendu, le plus souvent la pupille est normale et conserve son diamètre physiologique. Telle est aussi l'opinion de M. le professeur Jaccoud. « L'état de la pupille est variable, la théorie (excitation du centre cilio-spinal) la voudrait toujours dilatée, mais il n'en est point ainsi; le plus souvent le diamètre normal est conservé... En toute condition l'iris réagit sous l'influence de la lumière. »

Cette dernière assertion est formellement contredite par les faits publiés par M. Ballet et par M. James Russel ; dans l'un il y avait une dilatation pupillaire permanente ne cédant que très lentement et très imparfaitement à l'action de la lumière ; dans l'autre les pupilles étaient contractées d'une façon permanente et n'étaient nullement modifiées par la lumière.

Nous n'avons jamais observé le rétrécissement de la pupille et nous avons noté une fois une dilatation franchement accentuée. Dans tous les autres cas, il y avait ou une légère dilatation, ou un état normal ; la contraction de l'iris existait toujours à un degré plus ou moins fort, mais toujours se faisait lentement.

Les conclusions que nous avons posées au sujet des troubles accommodatifs faisaient prévoir ce résultat. Le tiraillement, l'élongation des nerfs ciliaires se manifestant sur l'iris tout aussi bien que sur le muscle ciliaire par une gêne dans la transmission du courant nerveux, les filets du moteur oculaire commun agissent faiblement sur le sphincter pupillaire, quand le fond de l'œil est impressionné par une lumière d'une intensité moyenne, et lentement, lorsque la rétine est soumise à l'action d'un excitant plus énergique. Dès lors les troubles devraient marcher de pair du côté du muscle ciliaire et du côté de l'iris.

Cependant il n'en est pas toujours ainsi. En effet, dans notre observation XII, il y a parésie accommodative et état normal de la pupille. La raison de cette exception nous échappe. Nous ne voyons pas à quel titre les filets nerveux iriens échapperaient aux effets de l'exophthalmos, plutôt que les filets ciliaires innervant le muscle de Brücke.

Cependant, dans un autre ordre d'idées, à la suite de la diphthérie, quoique la paralysie du muscle ciliaire s'accompagne presque toujours d'une dilatation de la pupille, on a signalé des cas, où le muscle accommodateur ayant seul perdu sa motilité, la pupille conservait encore ses dimensions habituelles; et inversement, on connaît quelques exemples de paralysie du sphincter pupillaire sans troubles de l'accommodation.

On a noté des modifications individuelles bizarres.

Trousseau, dans sa clinique sur le goitre exophthalmique, dit avoir vu « un malade qui pouvait lire à des distances très variées, en même temps que le globe oculaire et la pupille éprouvaient certaines modifications : ainsi il y avait strabisme convergent et dilatation pupillaire, lorsque l'objet était placé près des yeux, tandis que les globes oculaires reprenaient leur axe normal et les pupilles se contractaient, lorsque l'objet était éloigné. »

ARTICLE II. — Organes de vision.

NERF OPTIQUE

Dans le goitre exophthalmique, les perturbations qui atteignent le nerf optique se montrent sous deux aspects différents, ou plutôt suivent une marche divisée en deux stades, dans lesquels les lésions sont complètement différentes. Dans le premier, les troubles sont purement fonctionnels ; dans le second, la cause persistant ou même s'accentuant, des troubles nutritifs se produisent avec toutes leurs conséquences.

Aussi cet article trouverait-il bien sa place dans le chapitre réservé à l'étude des troubles de nutrition.

Mais, comme les troubles du nerf optique, allant jusqu'à déterminer des altérations de nutrition, sont relativement rares, nous avons cru pouvoir classer les am-
blyopies par lésion du nerf optique dans la catégorie
des troubles fonctionnels déterminés par la maladie de
Graves.

Ces perturbations qui atteignent l'organe visuel proprement dit sont beaucoup plus rares et apparaissent
beaucoup plus tardivement que les lésions qui atteignent
les organes dépendant du système des nerfs ciliaires.
M. Demarquay en donne la cause. « La raison, dit-il,
en est sans doute dans la disposition flexueuse du nerf
optique, qui lui permet de subir un certain allongement sans éprouver de tiraillements. »

Le premier effet de l'exophthalmos sera donc de
tendre le nerf optique en le redressant. Mais ici une
autre cause vient encore retarder l'action de l'exorbitis
sur le nerf lui-même. Ce premier effet de traction, c'est
la gaine fibreuse du nerf qui le supporte, et, comme
elle est très résistante, l'élongation est excessivement
lente. Le nerf optique ne souffre donc pas encore, tandis
que les nerfs ciliaires, qui n'ont pas de protection du
même genre, sont déjà plus ou moins étirés. Mais que
les lésions rétro-bulbaires qui déterminent l'exophthalmos, dilatation pathologique des vaisseaux probable-
ment, persistent et s'accentuent, la gaine se laissera
peu à peu élonger à tel point que le nerf optique subira
enfin directement les effets de la traction.

Alors apparaîtront des troubles spéciaux, dont la
marche suivra les oscillations de l'exophthalmos.

Il est bien difficile dès maintenant de fixer le degré d'élongation nécessaire pour que les perturbations dans le fonctionnement de l'organe visuel apparaissent. Nous avons vu des exophthalmos très accentués qui ne déterminaient aucun trouble du côté du nerf optique, tandis que des exophthalmos moins prononcés amenaient rapidement un affaiblissement de l'acuité visuelle. D'après M. Demarquay, « les troubles fonctionnels ne sont point toujours en rapport avec le déplacement de l'organe. La vue peut être conservée à une époque où l'exorbitis a atteint des proportions déjà considérables... »

Lorsque l'exophthalmos a déterminé des lésions, celles-ci suivent généralement la cause dans sa marche, augmentant et diminuant avec elle, à moins que le nerf optique n'ait subi des altérations dans sa structure.

Peut-on évaluer le temps pendant lequel le nerf optique pourra ainsi être étiré, sans qu'il s'y produise des lésions de structure irrémédiables. Le nombre d'observations que l'on possède ne permet pas de donner une réponse catégorique ; mais on conçoit parfaitement que, l'exophthalmos continuant à progresser, les modifications anatomiques doivent fatalement survenir tôt ou tard, si l'on ne vient au secours du nerf.

Ce que nous pouvons dire, c'est que dans certains cas les lésions persistent pendant longtemps comme lésions purement fonctionnelles. Ainsi, dans notre observation I, les lésions n'ont pas suivi la marche ordinaire qu'elles suivent dans les cas où il y a des lésions anatomiques du nerf optique : l'acuité visuelle est restée près d'un an égale à un dixième.

Un fait que nous avons encore noté, c'est le retour progressif de l'acuité visuelle à l'état normal, à mesure que l'exophthalmos diminue. Chez cette même malade l'acuité visuelle a remonté d'un dixième à l'unité, après la disparition de l'exophthalmos. Ce fait, d'ailleurs, a été signalé dans les exorbitis de toute nature. « Il est remarquable, dit M. Demarquay, de voir combien de fois la vue, abolie par suite de la distension du nerf optique, s'est rétablie dans toute son intégrité, au bout d'un temps plus ou moins long, l'œil une fois rentré dans sa cavité. »

Les troubles qui se manifestent du côté du nerf optique, avons-nous dit, présentent deux stades dans leur évolution.

Dans le premier stade nous trouvons des troubles purement fonctionnels. Des symptômes d'irritation du nerf se manifesteront tout d'abord (phosphènes, photopsies, hyperesthésie rétinienne, photophobie). Mais dans ce cas il faut se tenir en garde contre les phénomènes de ce genre, mais de nature purement hystérique, qui peuvent se présenter dans le cours de la maladie de Graves. Trousseau, M. Rendu, M. Galezowski citent des faits qui relèvent uniquement de cette cause.

A cette phase d'excitation succédera une phase de dépression, dans laquelle on notera tous les symptômes de parésie que l'on constate au début de l'atrophie progressive du nerf optique : sensations de brouillards, de fumée avec oscillations vibratoires environnant les objets, à quelque distance qu'ils soient, diminution de l'acuité visuelle jusqu'à un cinquième et même un dixième. Mais cette amblyopie présente d'une façon assez constante quelques particularités importantes en ce sens qu'elles permettent de la distinguer de l'atrophie du nerf optique. Ainsi, avec une acuité visuelle réduite à moins d'un dixième, nous avons toujours trouvé le champ visuel intact pour le blanc ; de même pour les autres couleurs, sauf chez trois malades. (Observations IV, VI et VII.) Chez l'une le champ du vert était plus étendu que celui du rouge ; chez l'autre le champ visuel pour le vert et le rouge était assez notablement réduit. Chez la troisième il existait un scotome central pour le vert et le rouge, mais nous devons dire que cette femme servait chez un marchand de vins, et, bien qu'elle parût sobre, il doit être fait une réserve pour l'influence de l'acool.

Ces caractères du champ visuel suffisent pour différencier péremptoirement l'amblyopie goitreuse de celle des hystériques, à laquelle on pourrait penser en raison de la coexistence fréquente des deux névroses, et des atrophies progressives classiques où le champ visuel est toujours altéré.

Que l'exophthalmos s'accentue, et les phénomènes de la seconde période apparaissent.

Il peut alors se présenter deux faits : ou le tiraillement du nerf sera accompagné d'une véritable névrite dont les traces persisteront longtemps (observat. VIII), ou le système trophique du nerf optique sera lésé et il se produira une véritable atrophie que l'ophthalmoscope pourra diagnostiquer. Si l'exorbitis était extrême, elle pourrait déterminer des lésions analogues à celles constatées par M. Eternod dans l'élongation nerveuse faite au point de vue thérapeutique. Un nombre plus ou moins considérable de fibres résisterait, mais quelques-unes pourraient présenter une interruption dans la continuité et, dans la suite, une dégénérescence wallérienne ou, dans certains cas, une névrite ascendante consécutive.

Les lésions arrivent-elles fréquemment à ce degré extrême dans le goitre exophthalmique, ou, en d'autres termes, les lésions du nerf optique peuvent-elles produire la cécité? Nous ne le croyons pas. Nous n'avons jamais vu la vision tomber au-dessous de un dixième et nous n'avons point connaissance d'observations établissant nettement la possibilité d'une aussi fâcheuse terminaison. Cela tient sans doute à ce que l'exophthalmos, même dans les cas les plus prononcés, ne dépasse pas une certaine limite, et qu'en général il ne se maintient pas longtemps à ce niveau élevé, de telle sorte que les lésions de structure du nerf n'ont pas le temps de se généraliser.

Ces mêmes lésions peuvent-elles après plusieurs années se modifier ou disparaître? Encore un point de clinique que l'avenir élucidera sans doute.

CHAPITRE II.

Les troubles de nutrition observés dans le goitre exophthalmique se rapportent à trois chefs principaux :

Troubles de nutrition de la cornée : kératite neuro-paralytique — troubles de nutrition de l'iris et de la choroïde ; irido-choroïdite — troubles de nutrition du nerf optique et de la rétine : œdèmes papillaires et rétiniens pouvant aller jusqu'à la névrite et la rétinite.

Nous ferons une étude aussi complète que possible des lésions de la cornée, et nous réunirons dans le même article l'étude des troubles de la nutrition de l'iris, de la choroïde, du nerf optique et de la rétine.

ARTICLE PREMIER.

CORNÉE.

Les troubles de nutrition de la cornée dans la maladie de Graves sont relativement rares. Il n'en existe que quelques observations dans les annales de la science, et nous avons été assez heureux pour en observer deux cas.

Tantôt les lésions cornéennes se bornent à de simples

ulcérations peu profondes, qui, dans certains cas, ont été guéries très facilement et très rapidement.

Basedow, Neumann, de Græfe ont publié des observations dans lesquelles l'irritation de la cornée avait déterminé des érosions de la couche épithéliale. Dans son travail sur le goitre exophthalmique, M. Mac-Naughton Jones, dit avoir constaté chez une malade une notable inflammation de la conjonctive et quelques ulcères marginaux de la cornée ; l'exophthalmos diminua assez rapidement dans les jours qui suivirent, et les ulcérations guérirent sans intervention active. Un cas analogue a été publié par M. Patchett (*Lancet*, 15 juin 1872). Des ulcères de la cornée mirent la vision en danger pendant plusieurs semaines ; mais l'exophthalmos s'étant réduit notablement, il n'y eut point de complication sérieuse, et la transparence de la cornée redevint normale.

Tantôt les lésions ne s'arrêtent pas là ; le processus ulcéreux suit sa marche, il en résulte la perforation ou la nécrose de la cornée avec leurs complications. Dans la *Gazette médicale de Lyon*, nous trouvons une observation de M. Teissier, dans laquelle il y eut inflammation intense de la cornée, perforation, hernie de l'iris et staphylôme progressif. Dans deux cas, l'un de Praël, l'autre de Henry Cornwell, il se produisit « une nécrose des deux cornées ». Le *Med. Times and Gazette* publie le cas de Fatum dans lequel il se produisit une ulcération large et profonde suivie de chute de la cornée.

Dans le premier exemple de troubles de nutrition de la cornée que nous avons vu, la malade se présente à la

consultation de M. le professeur Dianoux avec une kératite neuro-paralytique nettement constituée et com-
pliquée d'un hypopion. On fait une paracentèse et on
institue le traitement adopté du goitre exophthalmique.
En même temps que l'exophthalmos rétrograde, l'ulcération cornéenne se répare, se comble et guérit complètement en cinq à six semaines. — Dans le second cas
lamalade se présente avec un léger trouble dans les cellules épithéliales de la cornée. On fait une blépharorrhaphie partielle, laissant libre la partie médiane des
paupières, et on établit le traitement général. La malade revient deux mois après avec un exophthalmos considérablement réduit et les cornées parfaitement trans-
parentes.

Quelle est la cause de cette kératite neuro-paralytique ? Nous nous trouvons ici en face de deux théories :
Dans l'une on admet que cette kératite est le fait de l'action directe de l'air sur les cellules épithéliales de la
cornée ; dans l'autre on lui donne comme cause l'irritation des nerfs ciliaires.

Ces deux hypothèses peuvent se faire dans le goitre
exophthalmique. La cornée, par le fait de l'exophthalmos se trouve, en effet, exposée à l'action de l'air et des
poussières plus ou moins irritantes qu'il peut contenir ;
et l'exophthalmos peut également fournir une cause suffisante d'irritation des nerfs ciliaires.

La première théorie est maintenant à peu près complètement abandonnée, et on admet généralement que
cette kératite reconnaît pour origine un trouble trophique de la cornée consécutif à la paralysie de la cin-

quième paire. En effet, les troubles locaux observés rappellent exactement les phénomènes qui accompagnent les lésions expérimentales du ganglion de Gasser et les lésions pathologiques du zona ophthalmique. L'absence de l'hyperalgésie au début de l'affection peut être expliquée par une forme spéciale de névrite ciliaire due à une élongation lente, et M. Hansen Grut dit que, dans la maladie de Graves, on trouve presque toujours une anesthésie plus ou moins prononcée de la cornée.

Dans les cas moins accentués où il y a simplement un léger tiraillement des filets nerveux et une gêne dans la fonction, nous sommes convaincu que l'on trouverait une diminution de la sensibilité de la cornée ; mais nous ne possédons pas assez de données positives pour être très affirmatif sur ce point. D'ailleurs nous ne connaissons pas encore d'œsthésiomètre qui nous permette d'interroger scientifiquement cette fonction de l'œil.

Nous n'avons pas à rechercher si, dans ce cas, la cause immédiate est une altération des fibres nerveuses déterminant l'insensibilité de la cornée et la suppression de l'action trophique, ou si, comme le veut Claude Bernard, les troubles de nutrition consécutifs aux lésions de la cinquième paire ne sont que des troubles circulatoires. On conçoit parfaitement que la projection en avant du globe oculaire, à laquelle on peut joindre la congestion veineuse, en changeant les rapports des branches peu extensibles de la cinquième paire, y détermine des phénomènes de compression et des tiraillements qui peuvent amener une véritable névrite ciliaire. Cette névrite peut se propager dans un sens ou dans l'autre. M. le professeur Vulpian a, en effet, démontré que toute excitation portée sur un point quelconque de la longueur d'une fibre nerveuse, se transmet immédiatement dans les deux sens, centrifuge et centripète. Dans le premier cas, cette irritation permanente des nerfs ciliaires produit une excitation qui se transmet à la périphérie jusqu'aux extrémités papillaires des nerfs cornéens et détermine une kératite neuro-paralytique. Dans le second cas, les faits se passent absolument comme dans le zona.

« Quand on jette un regard, dit M. Bouchut, sur les altérations cutanées qui se montrent dans le cours des affections de la moelle, on voit qu'il est nécessaire que la substance grise de la moelle soit atteinte, pour que le trouble nutritif se produise.

Le zona se rattache de même à une lésion de la substance ganglionnaire, qui peut être consécutive à l'inflammation préalable du nerf, ou la précéder. Dans le premier cas, la névrite est ascendante, et, après avoir débuté sur les rameaux périphériques du nerf atteint, elle gagne les centres nerveux en laissant sur le ganglion de la racine postérieure des traces évidentes de son passage, et cette altération réagit à son tour secondairement sur la nutrition des tissus innervés ; d'où résultent ces troubles fonctionnels et ces éruptions cutanées, dont je viens de vous rapporter le plus frappant exemple. »

Nous ne prétendons pas soutenir que dans la maladie de Graves les lésions cornéennes soient exclusivement le fait d'une lésion du centre trophique ; car, actuellelement, on ne saurait mettre en doute que le développement des symptômes inflammatoires est sensiblement activé par les causes nuisibles qui peuvent, grâce à l'anesthésie ou tout au moins à la diminution de la sensibilité de la cornée, agir ainsi d'une façon bien plus persistante sur cette membrane. D'ailleurs, des expériences sur l'homme (Snellen) ont démontré qu'on pouvait enrayer ou faire réapparaître la kératite neuro-paralytique, suivant que l'on garantissait l'œil de l'influence des causes nuisibles extérieures, ou qu'on l'exposait à ces mêmes causes; et c'est ce fait qui a servi de point de départ au traitement actuel de la kératite neuro-paralytique dans la maladie de Graves, la blépharorrhaphie totale ou partielle jointe à l'application des courants continus.

Dans notre observation II, nous avons un succès de la blépharorrhaphie; mais il existe des observations qui prouvent que même la préservation la plus rigoureuse ne peut empêcher la kératite d'éclater ou de suivre sa marche.

M. Williams, de Cincinnati, a publié dans les « Transactions de la Société ophthalmologique américaine,» deux observations dans lesquelles la suture partielle des paupières aurait déterminé l'apparition des lésions cornéennes. Nous en trouvons une analyse de M. Giraud-Teulon dans les *Annales d'oculistique* :

« Dans le premier de ces cas — goitre exophthalmique porté à l'extrême, l'exophthalmie était tellement insupportable au sujet (une femme de 35 ans), que, pour complaire à son désir, le Dr Williams lui pratiqua l'opération de De Græfe (diminution de la fente palpébrale). Le résultat fut des plus désastreux : sous l'influence du rétrécissement des paupières, il survint du chémosis, et bientôt le sphacèle de la cornée, et cela des deux côtés, et nul soin ne put faire triompher de la marche fatale ; les yeux furent perdus, et la femme elle-même mourut quelque temps après.

Dans un deuxième cas du même genre, le Dr Williams pratique également la suture de la commissure. Dès le lendemain l'inflammation, qui avait été si fatale dans le cas précédent, se montre sur les yeux opérés. M. Williams s'empresse de détacher les sutures et la menace peut être heureusement détournée.

L'auteur fait judicieusement remarquer que la double circonstance de l'adynamie, qui fait le fond de la maladie de Basedow, réunie à l'accroissement de pression déterminé par le rétrécissement de la fente palpébrale explique suffisamment l'étranglement consécutif de la cornée.

Il pense pouvoir y remédier par la suture de la partie centrale des paupières et l'immobilité du globe. Il nous semble voir dans ces exemples l'indication contraire et la nécessité de respecter les conditions de l'équilibre circulatoire déjà compromis par la maladie, et si nécessaire à la nutrition des organes. »

Ces observations et la conclusion de M. Giraud-Teulon renversent absolument toute notre théorie sur l'action de la blépharorrhaphie ; mais les explications données ne nous satisfont nullement. Car pour nous la blépharorrhaphie, tout en supprimant l'action des causes nuisibles extérieures sur la cornée, agit principalement en comprimant le globe et en réduisant l'exophthalmos. Il en résulte une diminution dans les tiraillements et l'élongation des nerfs ciliaires et la disparition au moins partielle, sinon totale, des phénomènes irritatifs qui déterminent les troubles du centre trophique. Dans notre observation I, la diminution de l'exophthalmos sous l'influence du traitement général et un traitement local approprié aux altérations ont suffi pour amener la guérison.

ARTICLE II.

IRIS. — CHOROÏDE. — NERF OPTIQUE. — RÉTINE.

La kératite neuro-paralytique n'est pas la seule lésion de nutrition que l'on ait constatée dans le goitre exophthalmique.

Si l'on admet, en effet, que l'irritation des nerfs ciliaires puisse déterminer des troubles nutritifs du côté de la cornée, il faut également admettre que toutes les autres membranes de l'œil qui sont innervées par ce même groupe de nerfs ou des nerfs qui éprouvent les mêmes phénomènes d'élongation peuvent être, à un moment donné, atteintes de lésions de même nature. L'iris, la choroïde, le nerf optique, la rétine, peuvent donc, au même titre que la cornée, présenter des troubles nutritifs dans le cours de la maladie de Graves.

Ce n'est point là seulement une conclusion purement théorique ; il existe des faits peu nombreux, il est vrai, mais qui suffisent à démontrer nettement l'existence de ces lésions qui rappellent tout à fait les lésions du zona et de l'ophthalmie sympathique. Le rapprochement a, d'ailleurs, été fait déjà bien souvent entre ces trois troubles de nutrition ; les inflammations oculaires neuro-paralytiques, la kératite de l'herpès zoster du trijumeau et les diverses formes de l'ophthalmie sympathique.

Dans la première de nos observations, nous avons un exemple très net d'irido-choroïdite limitée à un œil survenant dans le cours d'un goitre exophthalmique. Cette malade, en effet, chez laquelle l'exophthalmos était extrême, présente une kératite neuro-paralytique avec hypopion et iritis de l'œil gauche, qui suit la marche ordinaire de cette affection et guérit après un traitement approprié, en laissant un vaste leucome central et des synéchies postérieures totales. Trois mois après, on fait une iridectomie dans la portion supéro-interne de la cornée seule transparente. Derrière la pupille, on trouve un cristallin trouble, mais assez transparent cependant pour permettre d'examiner grossièrement le fond de l'œil, et cependant le résultat optique est nul. Le défaut de transparence du cristallin étant insuffisant pour rendre compte de cette absence complète de vision, il nous semble que nous sommes en droit d'admettre que les membranes profondes de l'œil ont subi des troubles de nutrition analogues à ceux qui ce sont produits du du côté de la cornée et rendant seuls compte de cette impuissance fonctionnelle.

M. Story publie (in *Ophthalmic Review*) un cas de névro-rétinite double, survenue dans le cours d'un goitre exophthalmique. L'atrophie des papilles était manifeste. Il y avait un épaississement bien marqué des parois des vaisseaux sanguins, artériels et veineux, et leur volume était réduit. Le contour des disques papillaires était irrégulier, et leur couleur était d'un gris rose. Il y avait quelques plaques atrophiques dispersées sur le fond de l'œil, surtout au voisinage de la macula, plaques que M. Story considère comme appartenant à la choroïde. Il y avait aussi dans la rétine plusieurs petits points d'un blanc brillant qui, pour lui, sont des points de dégénérescence graisseuse de la rétine ou des cristaux de cholestérine. Des amas de pigment se trouvaient sur le trajet des vaisseaux et les cristallins présentaient des opacités. L'acuité visuelle égalait un sixième de chaque œil examiné isolément.

Par quel mécanisme se produisent ces troubles de nutrition du fond de l'œil? Comme pour les lésions cornéennes, la cause réside tout entière dans l'élongation des nerfs ciliaires et des filets du sympathique qui se rendent au nerf optique. L'étirement de ces nerfs détermine des phénomènes irritatifs et l'apparition de lésions trophiques.

Snellen dit, en effet, que l'irritation d'un nerf semble provoquer par voie réflexe l'augmentation de l'action des nerfs vaso-moteurs du même côté et dans la même partie. Par l'accroissement de l'irritation le mouvement réflexe se propage sur les nerfs vaso-moteurs, ainsi que sur les nerfs moteurs des régions éloignées; or, la contraction temporaire des vaisseaux est toujours suivie d'un état congestif, comme conséquence nécessaire de la paralysie, qui finit par s'emparer de ces mêmes vaisseaux. C'est ainsi que se produiraient les congestions du nerf optique, de la rétine, de la choroïde, qui ont été signalées par différents auteurs.

La forme des altérations observées est, en effet, généralement la congestion et l'engorgement consécutif de la choroïde et de la rétine que l'on reconnaît aux varicosités des vasa vorticosa, à l'injection vive de la couche chorio-capillaire, et à la dilatation des veines choroïdiennes.

Si les désordres de la circulation sont momentanés, s'ils disparaissent quelque temps après la cause qui les a suscités, les troubles fonctionnels sont passagers. Si l'excitation est assez puissante ou si la cause d'irritation persiste dans l'œil et donne ainsi lieu à un réflexe prolongé, les altérations purement fonctionnelles au début ne tardent pas à devenir sérieusement organiques.

Alors naissent les altérations des membranes et des milieux de l'œil, les hémorrhagies, le décollement de la rétine, les exsudats plastiques, les troubles du corps vitré, son ramollissement, sa liquéfaction, enfin, l'augmentation de sécrétion qui accroît la pression intra-oculaire et rétablit ainsi une analogie frappante entre le glaucome, les troubles de la vue consécutifs aux névralgies et les affections d'un œil par traumatisme de son congénère.

D'après Grünhagen (Königsberg), la dilatation des vaisseaux détermine une exsudation très rapide et une augmentation dans la sécrétion de l'albumine et de la fibrine, en même temps qu'une émigration des corpuscules blancs du sang. Des agrégations de cellules lymphoïdes, suivant M. Brailey, se font dans le stratum médian de la choroïde ; la couche chorio-capillaire et les couches externes n'en présentent point. Telle serait aussi la première altération de l'iris et de la couche du tissu connectif, qui revêt le muscle ciliaire. Mais à ce niveau il se produit une exsudation prononcée, que l'on retrouve derrière l'iris et sur le corps ciliaire, au-dessous de la partie ciliaire de la rétine. Les vaisseaux de l'iris sont caractéristiques : leur endothélium a proliféré de telle sorte que leur lumière est oblitérée ; leurs parois épaissies sont devenues pellucides.

CHAPITRE III.

ARTICLE PREMIER.

APPAREIL LACRYMAL.

Bien que l'épiphora ne soit pas noté dans la plupart des observations de maladie de Graves, c'est néanmoins un accident excessivement fréquent, mais un accident qui, dans ces circonstances, n'a qu'une importance relativement faible et conséquemment attire peu l'attention. Tous les auteurs qui ont traité du goitre exophthalmique parlent de l'épiphora, et, en effet, le larmoiement reconnaît plusieurs causes qui existent forcément, dès lors qu'il y a exophthalmos.

L'occlusion des paupières étant souvent impossible ou du moins très difficile, les cornées ne sont plus suffisamment protégées et restent exposées à l'action nocive de l'air, principalement pendant le sommeil, et, bien que les mouvements de rotation du globe oculaire suppléent en partie à l'absence de clignement palpébral, il en résulte de l'irritation cornéenne qui détermine du larmoiement.

Avec l'accroissement de l'exophthalmos intervient une autre cause. La projection de l'œil détermine le renversement en dehors de la paupière inférieure et le déplacement des points lacrymaux, qui se trouvent déviés en avant et fortement comprimés sur le globe par les contractions des orbiculaires et l'élasticité des paupières. De plus, le renversement de la paupière fait que le bord palpébral n'est plus appliqué sur le globe, mais en est séparé par un sillon dans lequel peuvent s'accumuler les poussières et les larmes. La conjonctive, à ces causes irritantes, s'enflamme et ainsi se trouve créée la conjonctivite lacrymale qui contribue elle-même à augmenter le larmoiement.

Les voies lacrymales peuvent elles-mêmes s'enflammer consécutivement et amener les complications habituelles.

ARTICLE II.

APPAREIL MUSCULAIRE.

Les troubles qui existent dans le fonctionnement de l'appareil moteur du globe oculaire sont variables, et vont de la simple gêne des mouvements oculaires jusqu'à la paralysie incomplète et même complète de certains muscles.

Dans la *Wien. medic. Presse*, Chvostek écrit que, par le fait de la propulsion exagérée de l'œil en avant, les insertions musculaires sont tiraillées et les malades éprouvent parfois de la gêne dans les mouvements des yeux.

M. le professeur Panas, dans son étude sur le goitre exophthalmique, dit que la malade dont il publie l'observation éprouvait, lorsqu'elle portait le regard à droite, de la gène et de la douleur dans l'œil gauche, comme si l'adduction de cet œil s'exécutait péniblement.

Les troubles qui accompagnent les lésions de l'appareil musculaire sont les troubles ordinaires : le strabisme et la diplopie.

Trousseau cite un exemple de strabisme externe double. « On a également noté, dit M. Rendu, comme phénomène rare, du strabisme passager, circonstance qui paraît tenir à une parésie incomplète de certains muscles de l'œil. L'étude de ces troubles paralytiques fugaces n'a pas été suffisamment faite pour qu'il soit possible de les signaler avec plus de détails. » M. Daubresse (thèse de Paris) note dans sa première observation un léger strabisme convergent. Ce fait est relativement rare et le plus souvent il existe de l'insuffisance des droits internes.

M. le professeur Panas dit dans l'observation déjà citée : « Tendance au strabisme externe de l'œil gauche. Ce strabisme n'a rien de paralytique et peut être expliqué par la différence de l'acuité visuelle, plus petite de ce côté. Lorsqu'on lui fait regarder un doigt et qu'on le rapproche, elle converge exclusivement avec l'œil droit. » Puis nous lisons quelques lignes plus loin que cette femme, comme nous l'avons déjà écrit, éprouvait de la gène et de la douleur dans l'œil gauche, quand elle portait le regard à droite, comme si l'adduction de cet œil s'exécutait péniblement ; ce qui semble bien accuser une parésie du droit interne gauche.

Dans notre observation III, il y avait un strabisme divergent facultatif ; mais dans ce cas l'acui visuelle de chaque œil n'égalait que 2/7, et il y avait une myopie de 13 dioptries de l'œil gauche et de 15 dioptries de l'œil droit. Il se produit (observation VI) une déviation en dehors de l'œil gauche de 12 à 15 degrés, quand la malade fixe un objet rapproché. Chez la malade qui fait le sujet de l'observation IX, l'amblyopie peut-être expliquée par une insuffisance des droits internes : d'où, déviation en dehors de l'œil possédant l'acuité visuelle la plus faible et amblyopie par défaut d'exercice. Dans notre observation XIII, la malade dit avoir eu de la diplopie à plusieurs reprises correspondant sans doute aux périodes d'augment de l'exophthalmos.

Nous ne connaissons qu'un cas de paralysie musculaire complète, c'est le cas publié par M. Féréol dans l'*Union médicale*, dans lequel il y avait une paralysie de la quatrième paire du côté droit.

Quelles sont les causes qui, dans la maladie de Graves, déterminent les troubles de l'appareil musculaire ? Elles sont de plusieurs ordres.

En première ligne, nous pouvons mettre, avec Chvostek, les tiraillements que fait éprouver aux muscles la projection en avant du globe oculaire. Viennent ensuite les phénomènes d'élongation musculaire proprement dite. En troisième lieu, le système nerveux, participant à l'élongation, détermine des troubles nutritifs reconnaissant la même cause que les troubles nutritifs déjà étudiés du côté de la cornée, de la choroïde et du nerf optique. La nutrition et les fonctions des muscles sont compromises en même temps et subissent ensemble une atteinte lente et progressive, en suivant une marche parallèle à celle de l'exophthalmos.

.Les changements dans la situation des globes, les variations dans la direction de l'axe principal déterminent des changements dans les rapports des muscles entre eux, et doivent rendre certains muscles plus forts que leurs antagonistes. En effet, les droits internes, à notre avis, doivent être gênés dans leurs fonctions avant les autres muscles moteurs, et cela pour une raison toute mécanique. Dans le goitre exophthalmique, les globes ne sont pas projetés direc tem enten avant, mais en avant et un peu en dehors, suivant l'axe des orbites : d'où il résulte une divergence des axes optiques, les deux pôles postérieurs se portant tous deux en dedans. Les images d'un même objet ne viennent plus se former sur les points correspondants des deux rétines, et, dès lors, les droits internes doivent se contracter plus ou moins énergiquement pour ramener d'abord les axes au parallélisme, puis pour les faire converger vers l'objet examiné. L'effort que doivent produire les droits internes étant d'autant plus considérable que l'exophthalmos est plus accentué, la fatigue musculaire et l'insuffisance arrivent rapidement, et, comme conséquence, la diplopie. Pour la même raison, l'élongation de ces muscles et de leurs filets nerveux est plus forte, et, conséquemment, ils doivent présenter les premiers des troubles fonctionnels et trophiques.

Dans son observation de goitre exophthalmique lue à la Société de chirurgie, M. Tillaux reconnaît à la diplopie une cause autre que la parésie musculaire et la déviation des axes oculaires : « Il existe des troubles de vision qui semblent dus à la déformation du globe oculaire. Ces troubles se manifestent seulement lorsque le malade regarde à une certaine distance, 10 ou 15 mètres, par exemple. Ils consistent en phénomènes de diplopie qui, pour la vue de certains objets, comme une flamme, donnent lieu à une image élargie. »

ARTICLE III.

TROUBLES DE RÉFRACTION.

La question des troubles de réfraction dans la maladie de Graves est loin d'être résolue.

Ces troubles existent-ils? Tel est le problème qu'on doit se poser tout d'abord, car leur existence a été niée par des hommes d'une grande autorité. Dans l'état actuel de la question, il est impossible d'affirmer *a priori* que des troubles de réfraction doivent se produire dans la maladie de Graves; tout ce qu'il est permis de dire, c'est qu'il a été publié quelques cas de goitre exophthalmique dans lesquels les observateurs ont assisté au développement de vices de réfraction. Il ne nous a point été donné d'observer ce fait qui nous aurait intéressé au plus haut degré, et, chez les malades que nous avons

vus, nous n'avons pu que noter l'état actuel de la réfraction, sans pouvoir établir si les vices de réfraction con-
statés étaient antérieurs ou postérieurs au début de la
maladie.

Voici le relevé de nos observations — sur 14 cas : emmétropie, 3 ; hypermétropie, 7 ; myopie, 2 ; dans un cas,
nous avons constaté un astigmatisme hypermétropique,
et, dans un autre, l'acuité visuelle était tellement faible
et il existait des lésions oculaires telles que l'état de la
réfraction n'a point été recherché.

HYPERMÉTROPIE.

Il n'existe pas de fait prouvant nettement que, dans
le goitre exophthalmique, l'œil puisse devenir hyper-
métrope par le fait même de l'affection. Dans 7 cas de
maladie de Graves, nous avons noté de l'hypermétropie ; mais nous n'avons pu savoir si la construction de
l'œil était hypermétropique avant le début de l'affection ; et, dans le courant de la maladie, nous n'avons
jamais remarqué une augmentation dans le degré d'hypermétropie signalé dès le premier examen. Une paralysie incomplète de l'accommodation pourrait parfaitement simuler ce vice de réfraction, et tel est le cas
dans notre observation VIII. Cette femme ne se servait
point de l'accommodation qu'elle possédait pour la vision au loin, réservant tout son pouvoir accommodateur
pour la vision rapprochée.

On comprend cependant que, l'œil étant pris entre

deux forces contraires, l'une active, la cause même,
quelle qu'elle soit, de l'exophthalmos, l'autre passive,
la résistance opposée par les paupières à la projection du
globe en avant, l'axe optique subisse une diminution de
longueur : d'où construction hypermétropique de l'œil.
D'ailleurs, Trousseau, de Græfe, Corlieu, indiquent
l'hypermétropie comme conséquence de l'aplatissement
de la cornée. Jusqu'ici on n'a pas publié de fait absolument probant; aussi, nous n'émettons qu'une hypothèse,
et il est assez bizarre que cette transformation de l'œil,
si elle est possible, n'ait pas encore été signalée dans les
nombreuses publications faites sur le goitre exophthalmique.

MYOPIE.

Les faits qui démontrent la possibilité du développement de la myopie dans le cours de la maladie de Graves
sont bien peu nombreux; mais il en existe cependant
deux dont on ne peut récuser la valeur.

Cette modification de la réfraction est admise par
M. Rendu dans son article du *Dictionnaire encyclopédique.* « D'autres fois, dit-il, c'est un certain degré de
myopie qui s'établit. »

Trousseau, dans sa clinique, cite un cas qui, s'il était
accompagné de données plus précises et d'explications
un peu plus étendues, pourrait être cité comme un bon
argument à l'appui de cette thèse : « La malade est âgée
de 46 ans... En 1849, à la suite d'une grande frayeur

(Stokes et Graves ont déjà noté cette cause morale), le même jour, elle eut des palpitations qui désormais continuèrent. Cinq à six mois plus tard, la glande thyroï ie augmenta de volume, les yeux devinrent saillants, la myope s'établit ; mais bientôt, à cette excellente vue de myopie qui lui permettait de se livrer au travail minutieux de la dentelle, succéda de l'amblyopie... »

Il existe une observation de goitre exophthalmique, où il est question de myopie, publiée par Praël, mais nous n'avons pu nous la procurer.

Le seul fait réellement probant est celui publié par M. le professeur Panas dans les *Archives d'ophthalmologie* : « Bonne vue antérieure. Emmétropie..... Les verres concaves de quatre dioptries améliorent considérablement la vision de loin. » A la fin de son étude, M. le professeur Panas fait les réflexions suivantes : « Un dernier fait digne de remarque, c'est la production d'une myopie symptomatique de l'exophthalmie, chez une femme jusque-là emmétrope. Von Græfe, en se fondant sur des *a priori*, a contesté la possibilité d'un allongement antéro-postérieur en pareil cas. — Notre observation, corroborée par l'examen ophthalmoscopique, qui nous a donné, pour l'œil gauche, quatre dioptries, et, pour le droit, deux dioptries, vient à l'appui de celle de Praël, et démontre, à n'en plus douter, la réalité du fait en question. »

La possibilité d'un allongement antéro-postérieur du globe oculaire sous une influence mécanique est, en effet, assez difficile à expliquer ; car nous venons de montrer, au sujet de l'hypermétropie, que, par le fait même de l'exophthalmos, il pouvait se produire un raccourcissement et non un allongement de l'axe principal. Pour expliquer mécaniquement ce dernier fait, il faudrait négliger tout d'abord la cause de l'hypermétropie ou la placer au second rang. On pourrait alors dire que l'œil, étant projeté en avant, détermine une élongation des muscles droits qui réagissent et, faisant ainsi fonction de sangles, compriment latéralement le globe et déterminent un allongement de son diamètre antéro-postérieur.

De la lutte entre ces deux forces agissant en sens contraire naîtrait l'astigmatisme qui, suivant l'action prédominante de l'une ou de l'autre sur certains méridiens, pourrait être myopique ou hypermétropique. M. Rendu s'exprime ainsi au sujet de l'astigmatisme dans le goitre exophthalmique : « Les changements de courbure très légers qu'il subit dépendent des tiraillements des muscles et de leur allongement, mais ils ne sont pas appréciables à l'exploration directe dans la majorité des cas. »

Ces causes de modification dans la réfraction des yeux atteints d'exophthalmos existent-elles réellement? Il est bien difficile de le démontrer. En tous cas, on peut les admettre comme on admet les hypothèses qui donnent une explication raisonnable des faits, jusqu'à ce que de nouvelles hypothèses plus solidement établies viennent renverser les premières. Il n'existe pas d'exemple démontrant la production de l'hypermétropie sous une influence mécanique, tandis que la myopie a quelques faits probants à son appui. L'existence de la cause de la myopie, en admettant cette existence, serait donc plus soutenable. Si toutes deux existent, quelle est celle qui doit l'emporter sur l'autre ? Y a-t-il des circonstances, des cas spéciaux, qui favorisent l'une plutôt que l'autre ? Autant de questions auxquelles il est impossible de répondre, le petit nombre de faits que l'on possède ne permettant pas de tirer une conclusion. Mais si on ne reconnaît pas l'origine mécanique de ces vices de réfraction, il faut alors invoquer des causes encore plus hypothétiques, des modifications dans la réfringence des différents milieux de l'œil.

CHAPITRE IV.

LÉSIONS DIVERSES.

Comme nous le disions au commencement de notre étude sur le goitre exophthalmique, toutes ou presque toutes les affections oculaires ont été notées dans les publications faites sur la maladie de Graves. Nous venons de passer en revue les troubles qui, d'après nous, reconnaissent légitimement l'exophthalmos pour cause ; nous allons dire quelques mots de certains états des yeux qui ne sont nullement pathologiques ou qui, s'ils appartiennent au domaine de la pathologie oculaire, n'ont été que des coïncidences et ne relèvent nullement de l'exophthalmos.

L'état du fond de l'œil a de tout temps attiré l'attention des observateurs. Dans la grande majorité des cas, ils n'ont pas rencontré de lésions appréciables ; la rétine et le nerf optique étaient absolument normaux et les milieux de l'œil parfaitement transparents. On a cependant noté de l'hyperhémie rétinienne. Withuisen a montré que, dans un cas de cachexie exophthalmique, « les milieux de l'œil étaient très clairs et qu'une vive injection des vaisseaux de la rétine donnait à cette membrane une teinte rouge bien accentuée. Le point d'entrée du nerf optique était de couleur rouge jaunâtre, différant manifestement de l'apparence normale ; les

branches de l'artère centrale de la rétine étaient plus
développées et plus larges. On n'y constatait point de
pulsation. »

Ce dernier phénomène a été signalé par Otto Becker
dans un certain nombre de cas. Sattler, de Græfe et Sœ-
misch l'ont noté également. D'un autre côté, Hutchinson, Cohn et Fenwick parlent du pouls veineux.

Certains observateurs ont constaté une dilatation des
veines rétiniennes. Emmert, au contraire, a, dans un
cas, vu une diminution dans le calibre de ces veines.
Withuisen a trouvé dans une autopsie de nombreuses
et petites extravasations sanguines. M. le professeur
Panas les met en parallèle avec les phénomènes congestifs qui existent sur d'autres points dans le goitre exophthalmique : épistaxis, hématémèses, infarctus pulmonaires.

La choroïde, en qualité de membrane vasculaire, par-
ticiperait à l'injection de la rétine. M. Jocqs aurait, dans
un cas, à plusieurs reprises, reconnu une dilatation considérable des vaisseaux de la choroïde, dilatation qui
aurait été plus marquée aux moments où les troubles
de la vue étaient plus accentués.

Parfois la choroïde a présenté des modifications dans
la distribution de sa couche pigmentaire. Dans une observation d'Argyll Robertson, le pigment choroïdien
faisait défaut dans la zone antérieure de la choroïde et
les bords de la papille de l'œil gauche étaient complètement décolorés. D'un autre côté, Trousseau rapporte le
cas de Withuisen, dans lequel il existait, « de chaque
côté de la papille, des dépôts de pigment sous forme de

taches sémi-lunaires et de couleur presque noire. Le bord concave de ces taches, dirigé du côté de la papille, était net, tandis que le bord convexe était dentelé. Dans les deux yeux, ces taches étaient plus grandes du côté externe ». M. Rendu fait remarquer le rapprochement que l'on peut établir entre ces lésions choroïdiennes et les troubles que l'on observe parfois dans la pigmentation cutanée ; mais certains ophthalmologistes, notamment M. Galezowski, regardent cette disposition comme normale. Telle est aussi l'opinion de M. le professeur Panas : « C'est par erreur, croyons-nous, que les premiers observateurs ont parlé de croissants ou de cercles circumpapillaires, prenant ainsi une disposition physiologique assez commune pour un état pathologique. »

On comprend cependant très bien qu'il se produise parfois des troubles dans le couche pigmentaire de la choroïde, dans les cas, par exemple, où il existe des troubles de nutrition des membranes profondes du globe.

Divers autres phénomènes ont encore été signalés.

Chez une malade de M. Tillaux (observation consignée dans les bulletins de la Société de chirurgie), il survenait de temps en temps, comme par accès, des phénomènes de congestion céphalique avec maux de tête et amblyopie allant parfois jusqu'à l'amaurose.

Trousseau cite un cas où l'exophthalmos était tel qu'il se produisit une luxation des globes.

Dans la première observation de sa thèse, M. Daubresse note que son malade présentait « de temps en temps un nystagmus passager ».

On n'a pas cité de faits de dyschromatopsie survenant

dans le cours du goître exophthalmique. M. Daubresse
dit bien qu'un de ses malades ne distinguait pas de l'œil
gauche les couleurs les unes des autres ; mais chez ce
malade l'acuité visuelle avait tellement diminué que la
lecture était complètement impossible.

La photophobie que beaucoup d'auteurs signalent est
un phénomène secondaire qui peut dépendre de plusieurs causes. Elle peut, en effet, reconnaître pour origine les troubles cornéens, l'hyperesthésie rétinienne,
l'hystérie, la dilatation de la pupille laissant pénétrer
dans l'œil une quantité de rayons lumineux plus grande
qu'à l'état normal.

Les auteurs qui ont étudié le goitre exophthalmique,
ont rarement pris soin d'examiner quel était l'état de
la tension intra-oculaire. Chez tous les malades que
nous avons observés, nous l'avons trouvée normale, sauf
dans un cas (observation V), où la tension était manifestement augmentée de l'œil droit et où il existait une
excavation glaucomateuse de la papille.

Avant de terminer l'exposé des troubles oculaires dans
la maladie de Graves, nous devons dire quelques mots
d'un signe que de Græfe a signalé le premier et qu'il
regarde comme pathognomonique du goitre exophthalmique. Nous voulons parler de la dissociation des mouvements oculo-palpébraux à laquelle on a donné le nom
de signe de de Græfe. Comme beaucoup d'autres troubles fonctionnels, ce n'est ni un phénomène constant, ni
un phénomène permanent. Il appartient cependant uniquement au goitre exophthalmique, car, lorsque l'exophthalmos est déterminé par une tumeur intra-orbitaire,

on n'observe jamais cette dissociation. On le considère
généralement comme la conséquence d'un trouble d'innervation de la paupière supérieure dépendant peut-
être du sympathique et non comme un trouble mécanique. D'ailleurs on le voit fréquemment s'atténuer dans
le cours de la maladie, ou même disparaître, en suivant
des variations complètement indépendantes de l'exophthalmos. Le bromure de potassium, les injections hypodermiques de chlorhydrate de morphine l'ont quelque-
fois fait disparaître.

TRAITEMENT.

Des notions de causes découlent pour le traitement des
indications toutes spéciales. L'exophthalmos étant le
point de départ de toutes les complications oculaires, il
faut, avant tout, dans l'intérêt de la vision, combattre
l'exophthalmos. Au traitement général, il conviendra
donc d'adjoindre une intervention locale, et le moyen
qui semble avoir donné le plus de succès est la compression méthodiquement appliquée. On la fait au
moyen d'un coussinet d'ouate bien élastique maintenu
sur le globe, pendant la nuit seulement, par une bande
mince de caoutchouc. Au cas où elle ne suffirait pas, il
ne faut pas craindre, quoi qu'en dise M. Williams, d'a-
voir recours à la blépharorrhaphie, sans se dissimuler,
toutefois, que cette opération a surtout pour but de pro-
téger la cornée. Elle a réussi dans le seul cas où nous
l'avons vu pratiquer. Faite trop tard, la blépharorrhaphie

échoue, les sutures coupent le tarse et la réunion des bords palpébraux n'a pas lieu.

Du traitement général nous ne dirons qu'un mot : à l'intérieur, ergot de seigle pulvérisé à dose quotidienne de 1 à 2 grammes pendant quinze jours ; puis, pendant quinze autres jours une solution de duboisine (10 cent. pour 10 gr. d'eau) par gouttes jusqu'à production de phénomènes toxiques ; on diminue de quelques gouttes et on continue à cette dose variable d'ailleurs, suivant les idiosyncrasies ; le fer, le quinquina, l'hydrothérapie, sont employés concurremment. Localement on emploie les courants continus, le pôle positif à la nuque, le négatif sur les yeux, puis sur le corps thyroïde pendant 10 à 15 minutes.

Tel est le traitement ordonné par M. le professeur Dianoux aux malades dont nous publions les observations. S'il a échoué dans plusieurs circonstances, souvent aussi il a donné des résultats rapides et satisfaisants.

CONCLUSIONS.

De ce court exposé des lésions oculaires dans le goitre exophthalmique, nous croyons pouvoir tirer les conclusions suivantes :

Dans le plus grand nombre des cas de maladie de Graves il existe des troubles oculaires. Dans quelle proportion? Nous ne pouvons le dire. Nous avons constaté le fait onze fois sur quatorze cas.

Nous avons noté onze fois une diminution de l'acuité visuelle.

Du côté de l'accommodation, l'élongation des nerfs ciliaires détermine des phénomènes de paralysie partielle ou totale. Dans cinq cas seulement, l'accommodation était normale ; dans quatre, il y avait parésie accommodative ; dans les autres cas il était impossible de se rendre un compte exact du pouvoir accommodateur.

La dilatation moyenne de la pupille est le fait le plus général ; les contractions du muscle ciliaire sont lentes et paresseuses.

L'élongation du nerf optique détermine au bout d'un certain temps des troubles fonctionnels passagers ou persistants, qui rappellent les signes de l'atrophie de ce nerf au début, mais s'en différencient cependant par certains caractères.

L'exposition de la cornée aux causes nuisibles extérieures jointe à l'irritation des filets ciliaires détermine des troubles trophiques, sous forme de kératite neuro-paralytique.

Des lésions de même nature peuvent atteindre l'iris, la choroïde, le nerf optique, mais le fait semble très rare.

L'épiphora est un accident commun que son peu d'importance fait passer inaperçu.

Les muscles moteurs de l'œil et surtout les droits internes sont gênés dans leurs fonctions; il en peut résulter de la douleur, de la diplopie, du strabisme.

Des vices de réfraction peuvent apparaître dans le cours du goitre exophthalmique; la possibilité du développement de l'hypermétropie n'est pas démontrée, mais pour la myopie il existe deux faits absolument probants.

CHAPITRE V

OBSERVATIONS

Nous allons relater le plus brièvement possible les observations que nous avons recueillies pendant la durée de nos fonctions d'aide de clinique ophthalmologique à l'Ecole de Médecine de Nantes. Toutes ces observations ont été prises à la clinique de l'École ou à la clinique particulière de M. le D' Dianoux.

Observation I.

Mme C..., 12 avril 1881. Bonne santé habituelle ; réglée jusqu'a l'âge de 52 ans. Aucun antécédent nerveux chez les parents, ni chez elle-même. Toux opiniâtre datant de plusieurs mois.

Le 8 mars, à la suite d'une visite à la tombe de son mari, vives douleurs du côté des yeux avec trouble progressif de la vue. Elle ne sait si l'exophthalmos existait déjà.

Le 12 avril, M. le D' Dianoux voit la malade en consultation avec M. le D' Heurtaux, professeur de clinique chirurgicale. La conformation de l'œil est faiblement hypermétropique ; les verres correcteurs soulagent peu. Mydriase modérée. La papille est un peu injectée peut-être. L'acuité visuelle est beaucoup diminuée.

$$V. \quad \begin{aligned} OD &= \tfrac{1}{10} \\ OG &= \tfrac{1}{10} \end{aligned}$$

Traitement à la duboisine.

Trois semaines après, la malade revient dans le même état : l'exophthalmos est tellement fort que l'on propose la blépharorrhaphie, qui n'est pas acceptée.

$$ V. \quad \begin{aligned} OD &= \tfrac{1}{10} \\ OG &= \tfrac{1}{10} \end{aligned} $$

Le 8 janvier, Mme C... se présente avec une kératite neuroparalytique et un hypopion de l'œil gauche ; l'exophthalmos est toujours très accentué. Parencentèse de la chambre antérieure, puis traitement approprié jusqu'au 25 février, époque à laquelle la cicatrice cornéenne est solidement constituée.

Pendant cette période, les courants continus ont été appliqués, et l'exophthalmos a commencé à rétrograder.

Le 21 mars, on pratique une iridectomie dans la portion supéro-interne de la cornée, seule transparente. Derrière la pupille, on trouve le cristallin trouble. Le résultat optique fut absolument nul ; mais le défaut de transparence du cristallin, quoique s'opposant à l'examen ophthalmoscopique était certainement insuffisant pour rendre compte de cette absence de vision, qui ne peut s'expliquer que par une lésion des membranes profondes.

En janvier 1883, l'exophthalmos n'existe plus ; seul le signe de de Græfe persiste.

$$ V. \quad \begin{aligned} OD &= \tfrac{2}{3} \\ OG &= 0 \end{aligned} $$

Aujourd'hui, tout phénomène rappelant le passé a disparu. L'acuité visuelle, l'accommodation, le fond de l'œil, tout est normal à droite. L'œil gauche reste sans vision avec une tension normale.

Ce qui caractérise cette observation en dehors des lésions oculaires est l'absence à peu près totale des troubles concomitants du goitre exophthalmique. Une faiblesse générale, un essoufflement avec pouls à 104 en moyenne, un goître de faible dimension constituent tout l'appareil pathologique.

OBSERVATION II.

Mme P..., 49 ans, demeurant au Port-Saint-Père, vient consulter le 27 janvier 1882.

Il y a trois ans, elle a été fortement éprouvée par les fièvres intermittentes; depuis lors, elle a eu une grossesse, et, à la suite d'un accouchement laborieux, une fistule vésico-vaginale qui persiste encore.

Au mois de mai, il se développa chez elle un sentiment de faiblesse croissante; elle perdit l'appétit, s'amaigrit; des palpitations survinrent avec sensation de chaleur intolérable, et la malade garda le lit pendant trois mois. Les fonctions digestives étaient profondément troublées; des selles diarrhéiques vinrent contribuer à l'affaiblissement.

Mme P... rapporte le début des accidents oculaires à trois mois. L'œil droit aurait été atteint le premier, à la suite d'un coup léger suivi d'une vive douleur; la vue s'obscurcit à mesure que l'œil devint plus saillant. Ce n'est que plusieurs semaines après que l'œil gauche se prit. L'exophthalmos fit alors des progrès rapides, et la décida à consulter.

L'examen de la malade révélait :

Corps thyroïde volumineux également développé à droite et à gauche.

Pouls à 116. A la base, souffle léger au premier temps.

Ce qui frappe surtout, c'est l'exophthalmos tellement prononcé que les paupières ne peuvent être fermées qu'au prix d'un véritable effort, de telle sorte que la cornée est pendant le sommeil très mal protégée, et qu'une ulcération de la cornée semble imminente.

La pupille est un peu dilatée, l'œil est emmétrope, l'accommodation paresseuse, et l'acuité visuelle diminuée.

$$\text{V.} \quad \begin{aligned} \text{OD} &= \tfrac{1}{10} \\ \text{OG} &= \tfrac{1}{10} \end{aligned}$$

Aucun verre n'améliore la vision.

Rien d'anormal à l'examen ophthalmoscopique.

La malade affirme qu'elle possédait autrefois une bonne vue.

Le 28 janvier, on pratique une blépharorrhaphie partielle, en laissant libre la partie médiane des paupières. La malade repart quatre jours après chez elle, où elle suit un traitement constitué par l'usage alternatif de l'ergot et de la duboisine et l'usage continu du fer et des reconstituants. Au bout de deux mois, l'amélioration était considérable, la santé générale bien meilleure, ainsi que le témoigne un embonpoint relatif.

L'exophthalmos était très réduit, et l'acuité visuelle s'était beaucoup améliorée.

$$\text{V.} \quad \begin{aligned} \text{OD} &= \tfrac{2}{3} \\ \text{OG} &= \tfrac{2}{3} \end{aligned}$$

Depuis lors, la guérison s'est maintenue, avec des alternatives dues surtout à l'extrême parcimonie de gens se privant même du nécessaire.

On a proposé de désunir les paupières ; mais Mme P..., peut-être par crainte d'une seconde opération, s'est déclarée satisfaite de son état, et depuis n'a pas donné de ses nouvelles.

OBSERVATION III.

Mme R..., 42 ans, née à Nantes.

Santé toujours délicate. Mariée depuis huit ans ; a eu cinq enfants, qui sont tous morts en bas âge. Pas d'antécédents spécifiques.

Dès le commencement de son mariage, elle eut des attaques d'hystérie, et, quelque temps après, fut prise de mouvements choréiformes.

Le mari, aliéné, placé dans une maison de santé, en a été retiré par elle, et, sur son refus de le suivre, l'a abandonnée.

Le goitre exophthalmique a débuté au mois de juin 1882. La malade prétend que ce début a consisté en maux de gorge et en une diminution de l'ouïe. Bientôt après se produisirent des phénomènes gastriques et pulmonaires, se traduisant par des vomissements, de la dyspnée, et des accès de toux nerveuse survenant pendant la nuit.

Elle a depuis lors couru les hôpitaux de Rouen, de Paris et de Nantes, dans lesquels elle a subi différents traitements. Bromure, iodure de potassium et médication arsenicale. Iodure de potassium et digitale. Duboisine. Ergot de seigle et courants continus.

Elle rentre à la clinique de l'Hôtel-Dieu le 18 decembre 1882. Le caractère s'est modifié et est devenu très irascible. L'amaigrissement est considérable ; les seins sont complètement atrophiés. Teinte chlorotique des téguments ; faiblesse extrême. Insomnie.

Règles disparues depuis trois mois et remplacées par des pertes blanches abondantes.

Appétit augmenté et perverti. Digestions pénibles. Constipation suivie de diarrhée. Accès de gastralgie. Pneumatose intestinale. Augmentation de la sécrétion salivaire et crachotements.

Pendant longtemps il a existé des douleurs occipitales intenses, douleurs qui ont disparu depuis trois semaines. Mouvements congestifs vers le visage survenant plusieurs fois par jour. Sueurs continuelles.

Température = 37,8.

Le goitre s'est développé depuis cinq mois, à droite d'abord ; le développement a été progressif pendant deux mois ; depuis lors, l'état est stationnaire. Il y a des battements d'expansion et un bruit de souffle coincidant avec la diastole artérielle. La tumeur est élastique et se laisse déprimer, et la face pendant la pression se cyanose. Le goitre augmente de volume aux époques menstruelles et lorsque la malade éprouve des contrariétés.

Palpitations cardiaques. Deuxième bruit exagéré. A la base, bruit de souffle doux au premier temps ; à la pointe, souffle systolique plus rude, se propageant dans l'aisselle. Le bruit de la base se propage dans les vaisseaux du cou, et est plus prononcé du côté droit.

Pouls petit, serré, à 136 (sous l'influence du traitement il y a eu une diminution progressive des battements; le 3 janvier, il y avait seulement 100 pulsations). Les troubles cardiaques ont précédé de longtemps l'apparition du goitre et de l'exophthalmos.

L'exophthalmos date de cinq mois comme le goitre, et s'est développé très rapidement. L'occlusion de la fente palpébrale, qui a été difficile, se fait très bien maintenant. Les insertions des muscles droits sont très vascularisées. L'exophthalmos augmente au moment des périodes menstruelles. Iris normal. Pupille moyennement dilatée. Milieux de l'œil normaux. Photopsies. Mouches volantes. Strabisme divergent facultatif.

Accommodation bonne. Dans la vision de près, divergence et douleurs ciliaires.

$$V. \quad \left. \begin{array}{l} OD = \dfrac{2}{7} \text{ avec } - 13 \text{ D.} \\ OG = \dfrac{2}{7} \text{ avec } - 15 \text{ D.} \end{array} \right\} \text{ Des deux yeux} = \dfrac{2}{5}$$

Après quelques jours, cette malade quitte brusquement le service.

Bien qu'il n'existât pas dans l'œil de lésion ophthalmoscopique expliquant l'abaissement de l'acuité visuelle, en raison du degré avancé de myopie, l'élongation du nerf ne peut être considérée absolument comme le seul facteur de l'amblyopie, et ce cas doit être rangé parmi les cas douteux.

Pédrono.   5

OBSERVATION IV.

Mlle B..., 49 ans, demeurant au Pellerin, se présente à la consultation de M. le Dr Dianoux le 1er mai 1883.

Bien constituée et douée d'un assez fort embonpoint, sans tare nerveuse du côté des ascendants.

Elle fait remonter à six mois le début des accidents. A cette époque, elle veillait un malade ; sa santé ne tarda pas à être fortement ébranlée et un amaigrissement marqué avec faiblesse extrême se produisit. Une gastralgie très douloureuse rendait la nutrition difficile ; bientôt survinrent de l'essoufflement et des palpitations. La ménopause, soit dit en passant, s'était établie depuis deux ans environ.

L'exophthalmos et le développement de la glande thyroïde se manifestèrent à peu près parallèlement.

Du côté du système nerveux, il y avait surtout à noter une hypochondrie très marquée. Pas de tremblement.

Sur les mains, depuis un an, taches pigmentaires rappelant le xanthélasma.

L'exophthalmos est très prononcé surtout du côté droit, le signe de de Græfe très marqué, les pupilles un peu dilatées. L'accommodation est paresseuse et l'acuité visuelle est diminuée.

$$V. \quad \begin{aligned} OD &= \tfrac{1}{2} \\ OG &= \tfrac{1}{2} \end{aligned}$$

Il n'y a pas d'amélioration par les verres et les objets sont vus à travers un brouillard.

Il existe un scotome central relatif pour le vert et le rouge.

Examen ophthalmoscopique négatif ; papille vascularisée, peut-être injectée.

Le pouls est à 120, plutôt mou et dépressible ; pas de souffle cardiaque.

Le corps thyroïde très volumineux se réduit sous la pression, en provoquant la cyanose de la face et un sentiment d'étouffement. Le lobe droit est notablement plus développé que le gauche.

On institue le traitement à la duboisine pendant quinze jours puis à l'ergot de seigle pendant un temps égal. On fait ensuite des injections de sulfate de strychnine au niveau des premières vertèbres dorsales et des électrisations avec les courants continus.

Après dix séances, l'exophthalmos s'est notablement réduit; l'acuité visuelle s'est accrue.

$$V. \quad \begin{aligned} OD &= \frac{2}{3} \\ OG &= \frac{2}{3} \end{aligned}$$

Le pouls est à 102, plus fort et plus plein. Néanmoins, les forces ne reviennent pas et la gastralgie persiste.

28 août. Pouls à 100. État général meilleur, mais exophthalmos plus accentué. Depuis son retour chez elle, la malade s'électrise deux fois par jour, pendant vingt minutes, avec une pile de Trouvé de quatre éléments, dont l'électrode positive est appliquée à la nuque, la négative d'abord sur les yeux, puis sur le corps thyroïde.

3 octobre. Même état de l'exophthalmos resté modéré. Diarrhée sans perte de l'appétit, qui est plutôt exagéré. Même acuité visuelle que précédemment. Le goitre a à peu près disparu sur le lobe gauche, le lobe droit est encore un peu volumineux.

On substitue au premier traitement la quinine à la dose de 20 centigrammes par jour, unie à la strychnine (0 gr. 005) et à l'extrait thébaïque (0 gr. 02).

10 novembre. Rechute légère. Exophthalmos plus prononcé, ainsi que le goitre, mais sur le lobe droit seulement. Toux sèche, fréquente depuis trois semaines; transpirations abondantes; état nauséeux; onyxis à deux doigts.

On reprend la duboisine avec le fer et le quinquina. La rechute fut de courte durée.

Actuellement, après des oscillations, l'état général est devenu bon, l'exophthalmos presque nul; mais la rétraction de la paupière supérieure persiste.

L'acuité visuelle est normale.

$$V. \quad \begin{array}{l} OD = 1 \\ OG = 1 \end{array}$$

Le corps thyroïde a repris son volume normal. Le pouls est à 180.

Il y a amélioration persistante, sinon guérison.

OBSERVATION V.

M. R..., 51 ans, lingère.

Cette malade est amenée à la clinique de l'Hôtel-Dieu par M. le Dr Josso.

Le goitre a été le premier symptôme observé et a été remarqué, il y a dix-sept ans, pendant une grossesse. Une seconde grossesse, sept ans après, a produit une augmentation du volume. Depuis lors, état stationnaire. Actuellement, l'hypertrophie porte principalement sur le lobe gauche du corps thyroïde.

Tempérament très nerveux. Caractère considérablement modifié depuis le mariage.

Jamais de tremblement, jamais d'éruptions cutanées. Sueurs profuses pendant la marche.

Les règles persistent, mais irrégulières; dans les intervalles, pertes blanches abondantes.

Dès sa jeunesse, cette femme avait des battements de cœur; mais ces palpitations ont disparu depuis l'apparition du goitre.

Actuellement, le pouls est à 90 et il existe à la base un léger dédoublement du second temps.

Il n'y a pas d'exophthalmos à proprement parler; mais la malade dit qu'à certains moments et périodiquement aux époques

menstruelles, ses yeux deviennent manifestement plus « gros »
que d'habitude.

Jamais d'affection oculaire antérieure. Pas de lermolement. Pas
d'altération du sens des couleurs. Champ visuel normal.

Pupilles normales. Accommodation bonne.

$$\text{V.} \quad \begin{aligned} &\text{OD} = \tfrac{2}{5} \\ &\text{OG} = 1 \quad \text{Hyperm. manif.} = 1 \text{ D. } 25. \end{aligned}$$

L'œil droit, dont l'acuité visuelle égale seulement 2/5°, a
sa tension augmentée, et la papille présente une excavation glaucomateuse.

Cette malade, effrayée par la perspective d'une opération à faire
sur l'œil droit, n'est pas revenue.

OBSERVATION VI.

M⁻ᵉ Lambert, domestique, 33 ans. — Mai 1882.

Mariée depuis quatorze ans, a eu deux enfants; l'aîné est âgé
de 7 ans, le second de 2 ans.

Pas d'antécédents nerveux héréditaires; elle-même est peu nerveuse et de bonne santé habituelle.

L'affection a débuté, il y a un an, par des troubles généraux,
un état de malaise mal défini, de l'essoufflement, de la dyspepsie,
des troubles de déglutition et de l'amaigrissement.

Les palpitations cardiaques ont précédé ce début de deux ou
trois ans.

Le goitre est modéré et symétrique.

Les règles, quoique peu abondantes, sont toujours régulières.

L'exophthalmos date de six mois; en même temps, il s'est produit une diminution considérable de l'acuité visuelle.

Actuellement, l'exophthalmos est très marqué et le signe de
de Græfe très net. Mydriase modérée.

$$V. \quad \begin{cases} OD = \dfrac{1}{10} \text{ non modifiée par les verres.} \\[2mm] OG = \dfrac{2}{7} = \dfrac{2}{5} \text{ avec } + 1 \text{ D.} \end{cases}$$

L'œil droit ne lit que le numéro 5 de l'échelle de Snellen, l'œil gauche lit le numéro 3 avec un verre convexe dont le numéro n'a pas été noté.

Rien d'anormal à l'ophthalmoscope.

Traitement. — Ergot de seigle. Courants continus, 20 séances environ.

La malade se considère comme guérie et cesse tout traitement.

Sur la demande de M. le Dr Dianoux, elle revient à sa consultation le 19 juillet 1884.

Depuis deux ans, sa santé est restée satisfaisante. Elle a eu un autre enfant, sans que rien de particulier se soit manifesté pendant sa grossesse; elle allaite son enfant.

Il n'y a plus d'exophthalmos marqué, mais nous trouvons le signe de de Græfe encore reconnaissable.

La cornée paraît avoir sa sensibilité normale. La pupille est normale également et l'iris réagit bien.

La malade ne peut lire ou faire des travaux de couture pendant plus d'une heure sans éprouver de la fatigue et des troubles d'asthénopie. Il y a une insuffisance des droits internes, et, quand la malade fixe un objet rapproché, il se produit une déviation en dehors de l'œil gauche de 14 à 15 degrés environ.

L'acuité visuelle ne s'est pas beaucoup améliorée.

$$V. \quad \begin{cases} OD = \dfrac{1}{5} = \dfrac{2}{7} \text{ avec } + 1 \text{ D. 50.} \\[2mm] OG = \dfrac{2}{5} \text{ avec } + 1 \text{ D.} \end{cases}$$

Le champ visuel, normal pour le blanc, est rétréci pour le rouge et surtout pour le vert.

Pour le rouge. . .	OD = 20° en dedans; 40° en dehors.
	OG = 35° en dedans; 50° en dehors.
Pour le vert. . . .	OD et OG = 20° concentriquement.

L'accommodation est redevenue normale.

L. $\begin{matrix} \text{OD} \\ \text{OG} \end{matrix}$ { Wecker n° 3 sans verre; — n° 1 avec $+$ 2 D. 50.

Rien d'anormal à l'ophthalmoscope.

En somme, la guérison est incomplète et le nerf optique a dû être altéré, car l'amblyopie ne s'explique par aucune amétropie.

OBSERVATION VII.

Mlle Hardy, chapelière, 34 ans, se présente à la clinique de l'école le 19 juin 1883.

Cette femme est restée malade il y a environ six mois.

Des douleurs occupant tout le côté gauche du corps l'ont contrainte de garder le lit pendant quatre mois et ont déterminé une légère parésie de ce même côté; la malade traîne la jambe en marchant.

Pas de maladie antérieure, ni d'antécédents spécifiques.

Actuellement, violentes douleurs dans les reins. Par moment sensation d'étouffement, tremblement. Pas de nausées, ni d'envies de vomir, pas de diarrhée.

Les règles, qui avaient cessé pendant la maladie précédente, ont reparu régulièrement et normalement depuis deux mois; pas de leucorrhée. Jamais d'éruptions cutanées. Les forces manquent complètement, quoique l'appétit soit bon.

Le corps thyroïde est augmenté de volume; ce goitre, qui s'est développé pendant la maladie, a augmenté rapidement pour arriver à son maximum. Depuis deux mois il a beaucoup diminué, Actuellement il est peu volumineux, mais encore plus développé à droite qu'à gauche.

Le pouls est à 108. Rien du côté du cœur.

L'exophthalmos est très marqué; il s'est produit pendant que la malade gardait le lit, à peu près à la même époque que le goitre et, depuis ce moment, il augmente progressivement. La vue a diminué proportionnellement.

$$\text{V.} \quad \begin{cases} \text{OD} = \frac{1}{5} \text{ non améliorée par les verres.} \\ \text{OG} = \frac{1}{5} \end{cases}$$

Pupilles légèrement dilatées. Il y a de la parésie de l'accommodation.

$$\text{L.} \quad \begin{cases} \text{OD} \\ \text{OG} \end{cases} \text{Wecker n° 6; avec } + 2 \text{ D., Wecker n° 4.}$$

On trouve un champ visuel bizarre qui, à peu près normal comme limites, est plus étendu pour le vert que pour le rouge.

A l'ophthalmoscope on constate sur la papille les restes d'une névrite ou tout au moins d'un œdème papillaire.

Traitement. — Fer, seigle ergoté, duboisine et courants continus.

Nous avons suivi cette malade pendant dix-huit mois.

Le processus atrophique a envahi les deux papilles et a suivi une marche progressive. La décoloration des disques s'est prononcée de plus en plus. Les papilles sont pâles et ont pris une teinte jaunâtre à contours mal délimités. A droite du pigment s'est accumulé sous forme de croissant à la partie supéro-interne de la papille; puis ce croissant s'est étendu de façon à entourer complètement le disque en empiétant sur ses bords.

La faculté accommodatrice a disparu complètement, quoique l'acuité visuelle soit restée longtemps stationnaire, et la lecture des caractères d'imprimerie est devenue impossible.

On a pratiqué de nombreuses séries d'injections hypodermiques de sulfate de strychnine.

Malgré le fer, l'ergot et la duboisine, malgré la strychnine, quoi qu'on ait fait, la vision a diminué au point qu'en mai 1884, elle était inférieure à 1/10.

Cependant l'exophthalmos a notablement diminué et la santé

générale est redevenue satisfaisante, mais le signe de de Græfe persiste encore.

Observation VIII.

Mme B..., 55 ans, à la Bonnère (Vendée), 13 juillet 1883.

Cette malade a été souffrante pendant tout l'hiver d'une bronchite avec essoufflement et palpitations.

Les phénomènes cessèrent lorsqu'apparut devant ses yeux, il y a six semaines, un brouillard enveloppant tous les objets et l'empêchant de se livrer à ses travaux ordinaires de ménage.

Pas de diarrhée ni de sensation de chaleur, pas de tremblement ni d'anémie, mais hypochondrie marquée, insomnie persistante, appétit faible.

Le corps thyroïde est normal.

Le pouls est à 102.

L'exophthalmos est très net avec le signe de de Græfe.

$$V. \quad \frac{OD}{OG} = \frac{2}{7} \text{ difficil.} = 1 \text{ avec } + 1 \text{ D. } 25.$$

Un verre convexe de 1 dioptrie 25 ramène l'acuité visuelle à la normale et l'examen ophthalmoscopique montre que ce verre représente à peu près toute l'hypermétropie. La lecture est possible avec un verre convexe de 3 dioptries.

Il persiste donc ici un pouvoir accommodateur qui n'entre en jeu que pour la vision de près et ne peut se soutenir assez pour masquer une hypermétropie si faible. Résultat assez étrange.

On conseilla la teinture de Baumé, l'ésérine et des lunettes appropriées.

La malade ne fut pas revue.

Observation IX.

Mlle D..., 48 ans, lingère, se présente à l'Hôtel-Dieu le 14 décembre, amenée obligeamment par le D' Josso.

Il y a vingt ans cette malade a souffert d'une coxalgie suivie d'abcès; la marche a été impossible pendant trois ans; maintenant il ne reste que des douleurs vagues dans la cuisse; point de claudication.

Dit avoir été soignée, il y a six ans, pour une névrose du cœur.

Sujette à des alternatives de constipation et de diarrhée, elle est devenue très irritable. Une émotion un peu vive détermine un tremblement prolongé. Sommeil difficile; sueurs abondantes avec sensation constante de froid aux pieds. Mouvements congestifs vers la figure. Migraines avec vomissements, irrégularités menstruelles, leucorrhée.

Pendant dix-huit mois affection cutanée qui semble avoir été de l'urticaire chronique.

Actuellement santé générale assez bonne. Menstruation régulière.

Début du goitre il y a quinze ans. Limité au lobe gauche, il est très volumineux et retombe sur le sternum et la clavicule; la respiration est souvent gênée. Il se réduit par la pression. Il a une tendance constante à l'augmentation.

En 1872, le tour du cou était de 37 centimètres, actuellement il est de 40 centimètres; ces mesures ont été données par la malade elle-même. L'accroissement quoique continuel a été plus rapide pendant les cinq premières années que pendant ces dix dernières.

Dans la jeunesse palpitations cardiaques. A la base, au premier temps, souffle intense. 108 pulsations.

Exophthalmos à peine sensible sur l'œil droit, bien marqué à gauche. Pas de signe de de Græfe.

Son existence n'a été remarquée qu'au mois d'août dernier, époque à laquelle l'attention de la malade fut attirée de ce côté par une légère conjonctivite.

Les pupilles sont normales et l'iris réagit bien.

$$V. \quad \begin{cases} OD = \dfrac{2}{7} \text{ avec } -1\ D. \\[2mm] OG = < \dfrac{1}{10} \text{ sans amélioration pour les verres} \end{cases}$$

Au trou sténopéique $V. = \dfrac{2}{7}$

Il y a une déviation en dehors de l'œil gauche, due sans doute à un leucome qui permet d'attribuer la faible acuité de cet œil à une amblyopie par défaut d'exercice. Astigmatisme cornéen irrégulier.

Champ visuel normal. Aucune altération du sens des couleurs.

Rien d'anormal à l'examen ophthalmoscopique.

Traitement. — Electricité, seigle ergoté et duboisine alternativement pendant quinze jours.

21 avril 1884. Le goitre a augmenté. L'exophthalmos et les palpitations ne se sont point modifiés.

$$V. \quad \begin{aligned} OD &= \frac{2}{5} \text{ avec} - 1\ D. \\ OG &= \frac{1}{10} \text{ avec} - 2\ D. \end{aligned}$$

Si la diminution de la vision peut être rapportée pour l'œil gauche, en partie du moins, au leucome; pour l'œil droit on peut sans hésiter, croyons-nous, l'attribuer à l'étirement du nerf optique.

Novembre 1884. Pas de changement dans l'état du cœur et des yeux. Le goitre a augmenté considérablement, à tel point qu'une intervention semble devoir être nécessaire à courte échéance.

OBSERVATION X.

Mlle F. M..., 31 ans, entre à la clinique de l'Hôtel-Dieu, le 16 mai 1883.

Début des accidents en juillet 1882, par la triade symptomatique. Antérieurement la santé générale était bonne.

Très hystérique, elle est atteinte de boulimie avec amaigrissement considérable; la soif est également exagérée.

Caractère irritable. Insomnie; agitation pendant le sommeil. Selles liquides quatre à cinq fois par jour. Pertes blanches abondantes. Anémie très prononcée. Vomissements fréquents. Œdème au niveau des malléoles.

Pas de changement de volume marqué des seins.

Sensation d'étouffement. Mouvements congestifs au visage.

La voix est rauque, la respiration par le nez impossible. Il existe un rhonchus trachéal permanent.

Sueurs abondantes, surtout la nuit. Surdité complète de vieille date; les règles n'ont pas reparu depuis le début de l'affection. Epistaxis fréquentes.

Ni albumine, ni sucre dans les urines.

Le goitre très volumineux, surtout à droite, est réductible. Son accroissement a été continu. On y perçoit un thrill bruyant, qui n'existe que sur la partie postérieure du lobe droit. Il disparaît quand on comprime le corps thyroïde. Il y a des battements d'expansion très nets, visibles même de loin.

L'exophthalmos est à peine marqué et le signe de de Græfe aisément reconnaissable.

$$\text{V.} \quad \begin{array}{l} \text{OD} = 1 \\ \text{OG} = 1 \end{array} \quad \text{Hypermét. manifeste} = 1 \text{ D. } 25.$$

Pupilles normales. Accommodation normale.
Champ visuel intact.

Après un traitement fréquemment interrompu par les bizarreries de caractère de la malade, celle-ci quitte le service dans le même état qu'à son entrée.

OBSERVATION XI.

Mme L..., 34 ans, vient consulter au mois de juin 1883.

La maladie a débuté il y a un an par l'exophthalmos de l'œil droit, sur lequel ses voisins attirèrent son attention. Puis vinrent des sueurs profuses, une sensation de chaleur insupportable surtout la nuit, de l'affaiblissement, un tremblement qui revient par intervalles, après avoir duré sept ou huit mois. Très nerveuse et fille d'une mère très nerveuse elle-même, elle a, depuis l'âge de 15 ans, souffert de battements de cœur et de gêne de la respiration. Mais elle n'a jamais eu de crises de nerfs et n'offre pas de zones anesthésiques.

Il y a quatre mois, la vue devint subitement obscure, la lecture et les travaux d'aiguille étaient impossibles.

Après un traitement à l'ergot de seigle, l'électrisation, etc., le 28 novembre, l'exophthalmos avait beaucoup diminué, quoique le signe de de Græfe existât encore. L'accommodation était redevenue normale et l'acuité visuelle s'était rétablie.

$$\text{V.} \quad \begin{aligned} &\text{OD} = 1 \text{ avec} + 1 \text{ D. 50.} \\ &\text{OG} = 1 \text{ avec} + 2 \text{ D. 75.} \end{aligned}$$

Notons qu'à aucun moment il n'a existé de gonflement du corps thyroïde.

Observation XII.

Mlle L..., 21 ans, 25 mai 1884.

Cette malade a vu sa santé, habituellement très bonne, décliner depuis plusieurs mois et est devenue très nerveuse et irritable.

L'appétit avait diminué, et le matin, elle éprouvait une léger mouvement fébrile. L'amaigrissement se prononçait de plus en plus, surtout aux dépens de la poitrine.

Ni le goitre, ni l'exophthalmos n'étaient assez marqués pour que les personnes de la famille l'eussent remarqué. Un traitement tonique institué à ce moment amena une amélioration marquée dans l'état général ; néanmoins l'exophthalmos devint rapidement assez fort pour inquiéter la malade et la famille.

Lorsque M. le Dr Dianoux vit pour la première fois Mlle L..., l'exophthalmos était modéré et le signe de de Græfe manifeste.

$$\text{V.} \quad \begin{aligned} &\text{OD} = \frac{2}{3} \text{ ; avec} + 0 \text{ D. 50} = 1. \\ &\text{OG} = \frac{2}{3} \text{ ; avec} + 0 \text{ D. 50} = 1. \end{aligned}$$

La lecture devenait rapidement fatigante.

Le corps thyroïde était très médiocrement augmenté de volume.

Le pouls était à 112.

Après une consultation avec M. le D' Heurtaux, on institua le traitement à la duboisine; les courants continus furent appliqués journellement et le 15 juin Mlle L... partait en voyage très améliorée avec l'acuité visuelle redevenue normale, ainsi que l'accommodation.

OBSERVATION XIII.

Mlle Drouin, 54 ans, 20 juin 1884.

Cette malade a présenté au complet tous les symptômes de la maladie de Graves.

Restée malade à l'âge de 40 ans, au début elle éprouva d'abord des douleurs vagues dans le dos, les reins, puis de l'essoufflement et un affaiblissement progressif qui l'obligea de garder le lit pendant une année. Simultanément le caractère se modifiait et devenait très aigre; elle était, dit-elle, devenue très nerveuse. Insomnies prolongées; amaigrissement considérable. Pas d'éruption cutanée. Alternatives de diarrhée et constipation. OEdème des membres inférieurs,

Les règles avaient disparu dès l'apparition de la maladie et, depuis lors, la malade avait éprouvé deux fois des pertes considérables.

Palpitations cardiaques.

Le goitre et l'exophthalmos, au dire de la malade, ne se manifestèrent que quatre ans seulement après le début de l'affection mais il est probable qu'ils existaient bien avant cette époque et que leur apparition n'a pas été remarquée.

Déjà, il existait un tremblement généralisé qui persistait même au lit et était tel que la malade ne pouvait porter les aliments à sa bouche.

La maladie a duré quatre ans et pendant la convalescence des sueurs profuses se sont produites.

Actuellement le pouls est à 84 et il n'y a rien d'anormal au cœur.

Du côté des yeux, voici les symptômes accusés par la malade.

Jamais d'affection oculaire. Pas de photophobie. Larmoiement considérable. Pendant une certaine période, impossibilité de fermer les paupières. Diplopie à certains moments. Faiblesse accommodative, lecture impossible, un brouillard survenant au bout de quelques instants ; mais pas de réel affaiblissement de la vision.

L'exophthalmos a diminué peu à peu et a disparu il y a environ dix ans.

Actuellement, pas d'exophthalmos, les yeux ont encore quelque chose de hagard et la paupière recouvre à peine le bord supérieur de la cornée, qui est visible dans le regard horizontal.

La mydriase est assez marquée, mais la pupille réagit bien sous l'influence de la lumière et des efforts d'accommodation.

L'écartement des pupilles mesure 0 m. 0,65.

L'accommodation qui avait été parésiée est redevenue normale. Presbytie.

$$\text{V.} \quad OD = \tfrac{1}{2} \text{ difficil.} ; = 1 \text{ diff. avec } 0^v + 0 \text{ D. 75.}$$
$$OG = \tfrac{2}{3} \quad - \quad ; = 1 \text{ avec} \quad 0^v + 0 \text{ D. 50.}$$

$$\text{L.} = \text{Wecker n}^o \text{ 2 avec} + 1 \text{ D. 50.}$$

A l'ophthalmoscope, on ne constate rien d'anormal dans le fond de l'œil. Les papilles paraissent elliptiques en raison même de l'astigmatisme déjà constaté.

OBSERVATION XIV.

Mme Simon, 73 ans, 31 octobre 1884.

Cette femme a toujours joui d'une bonne santé et jusqu'à cette époque n'a jamais eu de maladie, ni d'accidents nerveux.

Les troubles dans sa santé ont débuté, il y a deux ans, par un tremblement général ; et actuellement c'est le seul symptôme dont elle se plaigne.

Jamais de maux de tête. Pas d'insomnie.

Pas de troubles du côté des fonctions digestives.

Jamais d'éruptions cutanées.

Les battements du cœur sont tumultueux et énergiques. A la base le premier bruit est soufflant, mais n'a pas les caractères des souffles des lésions organiques. La malade n'est d'ailleurs nullement gênée par ces battements de cœur et ne s'en est même pas aperçue.

Le début du goitre a passé inaperçu; il n'a été remarqué que par hasard il y a environ trois mois. A peine marqué à gauche, il est assez développé à droite.

Comme il arrive ordinairement, l'exophthalmos a d'abord été remarqué par les parents de la malade, il y a environ six mois. Il est moyennement développé et un peu plus accentué à droite.

La malade dit avoir toujours joui d'une très bonne vue.

Le signe de de Græfe existe des deux côtés; mais à droite, il est excessivement marqué; même dans le regard horizontal, le bord supérieur de la cornée n'est pas recouvert par la paupière.

Champ visuel normal. Pas d'altérations du sens des couleurs. légère conjonctivite.

$$V. \quad \begin{array}{l} OD = \frac{1}{10}; \text{ avec} + 2 D. = 1. \\[4pt] OG = \frac{1}{10}; \text{ avec} + 2 D. = 1. \end{array}$$

$$L. = \text{Wecker n}^\circ 2 \text{ avec} + 7 D.$$

En corrigeant l'hypermétropie et la presbytie l'acuité visuelle est donc bonne et la lecture possible.

La tension oculaire est peut-être un peu augmentée. Pas d'altération du fond de l'œil. La papille cependant est peut-être un peu injectée pour une papille de vieillard.

INDEX BIBLIOGRAPHIQUE

BALL. — Du goitre exophthalmique. Leçons recueillies par Liouville.
Gaz. des hôp., n. 14-15, 1873.

BALLET. — De quelques troubles dépendant du système nerveux central
observés chez les malades atteints de goitre exophthalmique.
Revue de médecine, n. 4, 10 avril 1883, p. 254.

BASEDOW. — Exophthalmos durch Hypertrophie des Zeugewebes in der
Augenhœle. Caspers's Wochenschr., 28 mars 1840.

BENARD. — Contribution à l'étude du goitre exophthalmique. Patho-
génie et traitement. Th. de Paris, 1882, n. 146.

CL. BERNARD. — Leçons sur la physiologie et la pathologie du système
nerveux. Paris, 1858, t. II, p. 469.

BOUCHUT. — Du zona et de l'herpès produit par la névrite. Gaz. des
hôp., 1873, p. 17.

BOUYER. — De l'exophthalmie. Th. de Paris, 1880.

BRAILEY. — De l'ophthalmie purulente. Congrès international de Lon-
dres.

BULKLEY-DUNCAN. — Two cases of exophthalmic goitre with chronic
urticaria. Chicago med. Journ., octobre 1875 et lo Sperimen-
tale, june 1877.

CHARCOT. — Mémoire sur une affection caractérisée par des palpitations
du cœur et des artères, la tuméfaction de la glande thyroïde
et une double exophthalmie. Gaz. méd. de Paris, 1856.

— Sur la maladie de Basedow. Gaz. hebd., 1859.

— Goitre exophthalmique. Heureuse influence d'une grossesse survenue dans le cours de la maladie. Gaz. hebd., 1862.

CHVOSTEK. — Du goitre exopthalmique. Wien. med. Presse, n. 41, 1871,
n. 45, 1872.

— Un cas de maladie de Basedow. Wien. allgem militar. aertzl. Zeit.,
n. 21, 1874.

CORNWELL HENRY. — A case of Basedow's disease terminating in total lop of sight from inflammation of the cornea. Americ. Journ. of the med. sc., p. 399, 1880. Philadelp.

Corlieu. — Du goitre exophthalmique. Mémoire à la Société de médec. de Paris, 1853. Gaz. des hôp., 1853,

Daubresse. — Du goitre exophthalmique chez l'homme. Etude cliniq. Th. de Paris, 1883, n. 245.

Demarquay. — Traité des tumeurs de l'orbite. Paris, 1858.

Desnos. — Du traitement du goitre exophthalmique par les injections sous-cutanées de duboisine. Bull. gén. de thér., 30 janv. 1881.

Emmert. — Arch. f. ophthalmologie, t. XVIII, p. 203-220.

Fatum. — Destruction de la cornée chez une personne atteinte de goitre exophthalmique. Med. Times and Gaz., 23 janvier 1864 et Arch. gén, de méd., mai 1864.

Féréol. — Note sur un cas singulier de goitre exophthalmique. Soc. méd. des hôp., p. 279, 2ᵉ série, t. XVI, 1874. Union médicale, 22 déc. 1874, p. 929.

— Note complémentaire sur un cas de goitre exophthalmique compliqué de troubles de la sensibilité et du mouvement. Union méd., 1875, n. 47 et 48.

Fitzgerald. — The theory of a central lesion in exophthalmic goitre. Dublin Journ. of med. sc., march and april 1883. Ophthalmic Review, may 1883, p. 148.

— On unilateral exophthalmos and the value of the sign described by von Græfe as characteristic of the Grave's disease. Ophthalmic Review, january 1882, p. 65.

Franck. — Société de biologie, 3 mai 1834,

Galezowski. — Du goitre exophthalmique. Gaz. méd., 1874, p. 425.

De Graefe. — Berlin. Klin. Woch., 1867, p. 320.

Grancher. — Goitre exophthalmique. Gaz. méd., 16 nov. 1880.

Graves. — Clinical lectures. Dublin, 1835.

Guéneau de Mussy. — Goitre exophthalmique. Bull. de la Soc. de thérapeutique, 1881. Revue de thér. méd. chir., 1882,

Hansen Grut. — Congrès internation. de Copenhague, 1884, section d'opthalmologie.

Hutchinson. — On exophthalmic goitre. The Lancet, 1872,

Jaccoud. — Traité de pathologie interne. Goitre exophthalmique.

Jacobi. — Goitre exophthalmique survenu chez un enfant. Medical Rec. New-York, XVI, n. 1, juillet 1879.

Lacoste. — Contribution à l'étude du goitre exophthalmique. Thèse de Paris, n. 507.

Lindsay. — L'électricité dans le traitement du goitre. Medical Record, New-York, vol. XVIII, 1880.

Luton. — Goitre exophthalmique. Nouveau Dictionn. de méd. et de chir. pratiques. t. XVI.

Mac Naughton Jones. — Goitre exophthalmique. Brit. med. Journal, p. 775, 11 décembre 1874.

Marie. — Contribution à l'étude et au diagnostic des formes frustes de la maladie de Basedow. Thèse de Paris, 1883, n. 149.

Neumann. — Deutsch. Klinik, p. 24, 1853. — P. Fischer, Arch. génér., 1859, p. 522.

O'Neil. — Goitre exophthalmique et diabète. The Lancet, n. 9, 1878.

Otto Becker. — Pouls rétinien dans le goitre exophthalmique. Wien. med. Wochenschr., 28 mars 1840.

Pacton. — Du zona ophthalmique. Thèse de Paris, 1878, n. 218.

Panas. — Sur le goitre exophthalmique. Archives d'ophthalmologi·, 1881, p. 99.

Park. — Sur le traitement du goitre exophthalmique. Practitioner, XXIV, 3, p. 188, march, 1880.

Patchett. — On the exophthalmic goitre. The Lancet, 1872.

Pepper. — Contribution clinique au goitre exophthalmique. New-York med. Report, n. 448, 7 juin 1879.

Poold. — L'électricité dans le goitre exophthalmique, New-York med. Record, XVIII, nov. 1880.

Prael. — Arch. f. Oph. Band III, p. 187, Berlin, 1857.

Rendu. — Goitre exophthalmique. Dictionn. encyclop. des scienc. médic.

Robertson (A.). — On Grave's disease with insanity. The Journal of mental science, janvier 1875.

Russel Jas. — Clinical illustrations of Grave's disease. Medical Times and Gaz., sept. 1876, p. 250.

— On exophthalmic goitre. Ophthalmic Review, v. II, n. 26, déc, 1883.

Sealy. — A case of Grave's disease. The Lancet, n. 15.

Storcke. — Relation d'un cas de goitre exophthalmique. Berlin. Klin. Woch., n. 3, 1881.

Story. — Three cases of exophthalmic goitre. Ophthalmic Review.

Sullon. — Cases of Grave's disease. Brit. med. Journ., 3 août 1878.

Teissier. — Du goitre exophthalmique Annales de la Société de médecine de Lyon, 1862.

Thermes. — Goitre exophthalmique à forme grave. France médicale, n. 81-83, 1878.

Tillaux. — Goitre exophthalmique. Bulletins de l'Académie de médec., 27 avril 1880, France médicale, 6 août 1881.

Trousseau. — Du goitre exophthalmique. Clinique médicale de l'Hôtel-Dieu de Paris.

Wiet. — Contribution à l'étude de l'élongation des nerfs. Th. de Paris, 1881, n. 41.

Vulpian. — Leçons sur l'appareil vaso-moteur, 1875.

Williams (de Cincinnati). — A. Quelques cas rares. — B. Deux cas de maladie de Basedow. — Transactions de la Société ophthalmologique américaine, 11e session annuelle, New-York, juil. 1875.

(Pour la bibliographie du goitre exophthalmique en général, consulter la thèse du docteur Henri Bénard, Paris, 1882, n. 146).

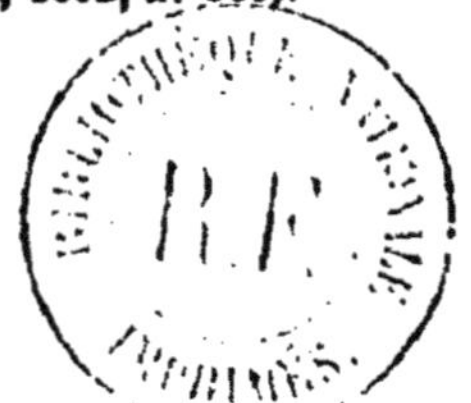

Paris. — A. Parent, imprimeur de la Faculté de médecine, A. Davy, successeur, 52, rue Madame et rue Monsieur-le-Prince.

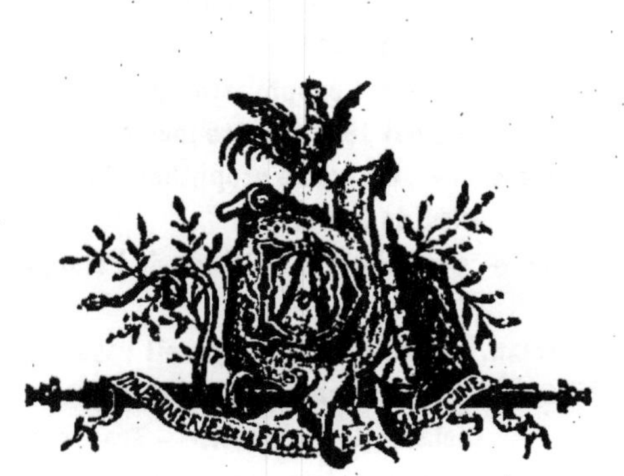

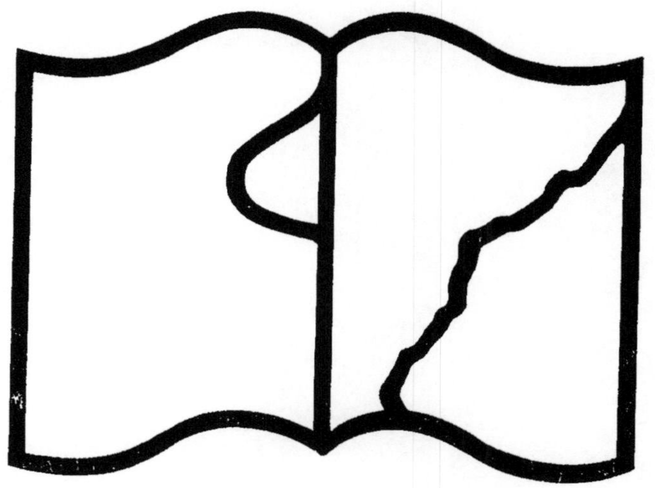

Texte détérioré — reliure défectueuse

NF Z 43-120-11

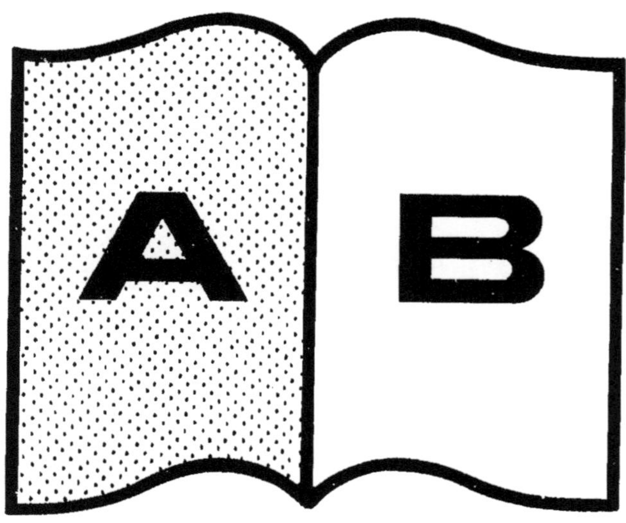

Contraste insuffisant

NF Z 43-120-14

www.ingramcontent.com/pod-product-compliance
Ingram Content Group UK Ltd.
Pitfield, Milton Keynes, MK11 3LW, UK
UKHW020946140726
13695UKWH00003B/1247